# Spiritualität & Gesundheit

## DIE AUTOREN

**Dr. med. Michaela Glöckler,**
Jahrgang 1946, Ärztin für Kinderheilkunde mit langjähriger Praxis am Gemeinschaftskrankenhaus in Herdecke/Ruhr sowie an der Universitätskinderklinik in Bochum. 1984 Schulärztin an der Rudolf-Steiner-Schule in Witten und Mitarbeit in der Kinderambulanz am Gemeinschaftskrankenhaus in Herdecke.
Seit Ostern 1988 Leitung der Medizinischen Sektion am Goetheanum, Freie Hochschule für Geisteswissenschaften in Dornach/Schweiz.

**Dr. med. Jürgen Schürholz,**
Jahrgang 1933, langjähriger leitender Internist an der Filderklinik in Filderstadt, später medizinische Tätigkeit bei einem großen anthroposophischen Heilmittelhersteller. Mitarbeit im Vorstand der Gesellschaft Anthroposophischer Ärzte.

**Professor Dr. med. Volker Fintelmann,**
Jahrgang 1935, Arzt für Innere Medizin, Teilgebietsbezeichnung: Gastroenterologie. Krankenhausarzt bis Ende 1996, seither kleine privatärztliche Praxis zur Weiterbetreuung langjähriger Patienten.
Seit 1997 Vorstand und Dozent der Carus Akademie. Umfassende Vortrags- und Seminartätigkeit, zahlreiche Veröffentlichungen, auch in Buchform, z.B. „Intuitive Medizin", „Lehrbuch der Phytotherapie", „Krebssprechstunde" und „Alterssprechstunde".
In Anerkennung des beruflichen Lebenswerkes 1995 Verleihung des Ehrentitels *Professor* durch den Senat der Freien und Hansestadt Hamburg.

# Spiritualität
# & Gesundheit

## AM BEISPIEL DER KREBSERKRANKUNG

Beiträge von: Michaela Glöckler, Jürgen Schürholz
und Volker Fintelmann

GESUNDHEITS-
PFLEGE initiativ
Gemeinnützige
Bildungsgesellschaft mbH
Esslingen am Neckar

Bibliografische Information der Deutschen Bibliothek
Die Deutsche Bibliothek verzeichnet diese Publikation in der Deutschen Nationalbibliografie; detaillierte bibliografische Daten sind im Internet über < http://dnb.ddb.de > abrufbar.

Gedruckt auf umweltfreundlichem, chlorfrei gebleichtem Papier



**Umschlaggestaltung, Satz:** PRmed-Consulting, Esslingen
**Umschlagbild:** Prunus dulcis (Schlehenblüte),
fotografiert von Valentin Jeck. Bildverwendung
mit freundlicher Genehmigung der Weleda AG
**Druck:** Druckerei Steinmeier, Nördlingen

**ISBN** 978-3-932161-62-9

# Inhalt

*Dr. med. Michaela Glöckler*

# Spiritualität und Krankheit*

## Am Beispiel der Krebserkrankung

* *überarbeiteter Vortrag, aufgezeichnet am 23. Mai 2007 im Matthias-Grünewald-Therapeutikum, Gerbrunn. Der mündliche Vortragsstil wurde bei der Überarbeitung bewusst beibehalten.*

Verehrte, liebe Anwesende!

Unter Spiritualität verstehen wir die geistige Verständigung des Menschen mit sich selbst und der Realität einer geahnten oder erlebten göttlich-geistigen Welt. Oft ist es die Erfahrung von Krankheit und Not, die uns spirituellen Fragen gegenüber sensibilisiert. Um so erstaunlicher ist es, dass innerhalb der gegenwärtigen medizinischen Praxis Fragen nach dem Sinn und Zusammenhang der Krankheit mit geistigen Tatsachen kaum thematisiert werden. Krankheit wird entweder als ein physisches oder psychiatrisch bzw. psychologisches Problem beschrieben und in Diagnose und Therapie bearbeitet. Demgegenüber wird der spirituelle Zugang zur Krankheit kaum thematisiert. Und ich muss gestehen, für mich war genau das der entscheidende Punkt, weshalb ich anfing, mich für die Anthroposophische Medizin zu engagieren, da ich auch einen spirituellen Zugang zum Krankheitsverständnis suchte.

## Die spirituelle Dimension des Krankseins

Es waren meine Patienten bzw. die Mütter der Kinder – ich bin ja von Haus aus Kinderärztin – die mich auf die Frage nach dem tieferen Sinn, nach der spirituellen Dimension des Krankseins gebracht haben. Immer wieder wurden Fragen gestellt wie: Warum muss mein Kind so leiden? Warum gibt es diese oder jene angeborene Behinderung? Warum hat mein Kind schon mit 2 Jahren Rheuma? Ich werde nie vergessen, wie mir zu Beginn meiner ärztlichen Tätigkeit ein 2 ¼-jähriges Mädchen vorgestellt wurde mit einer schweren, primär chronischen Polyarthritis. Die Mutter hatte sich über die Behandlungsmethode der Schulmedizin gründlich informiert und suchte jetzt einen Weg, um die dort empfohlenen Medikamente möglichst nicht oder so wenig wie möglich einsetzen zu müssen. Wenn man einen derartigen – meist lebenslangen – Behandlungsweg beginnt, kommen die tiefer liegenden Fragen auf. Oder sie entstehen, wenn ein neuer, schwerer Krankheitsschub auftritt und die Hoffnung zerbricht, dass die Krankheit doch vielleicht überwunden sein könnte - nach zwei, drei Jahren Ruhe. Dann taucht die verzweifelte Frage wieder auf: Warum muss mein Kind so leiden? Eine gesunde Seele hat ein Gerechtigkeitsempfinden, ein gesundes Urteilsvermögen – und all das versagt in solchen Situationen. Man erlebt die Ungerechtigkeit des Schicksals. Es ist schlicht nicht gerecht, dass der eine ein Leben lang gesund sein darf und der andere hingegen nicht. Wo liegt denn hier die Logik? Man sieht bezaubernde kleine Kinder und auch schwerst behinderte Kinder und weiß, sie werden unter diesen biologischen Bedingungen das Menschenziel, dieses noch dazu wundervolle, christlich formulierte Menschenziel nicht erreichen können: Ihr werdet die Wahrheit erkennen und die Wahrheit wird euch frei machen. Da hat man Kinder, die können nicht sprechen. Sie werden nie frei gehen lernen. Von welcher Freiheit, von welcher Wahrheit wird dann also gesprochen? Gilt sie nur für Topleute, für Gesunde? Ich muss gestehen, hätte ich auf diese Frage nicht als Jugendliche die Antwort durch den Reinkarnationsgedanken bekommen, ich hätte mich schon damals von einem solchen Christentum, das nur für die Fitten und Gesunden gelten kann, verabschiedet. Wenn man jedoch weiter studiert, große Werke von Persönlich- keiten liest wie Goethe, dann bekennen diese großen Geister in der Regel freimütig, dass für sie ein Wiederkommen auf die Erde ein sehr selbstverständlicher Gedanke ist. Goethe beispielsweise hat von sich nie behauptet, dass er die Wahrheit voll erkannt hat und schon frei ist von Fehlern, Täuschungen und Abhängigkeiten. Im Gegenteil. So hat er als Jurist und Gerichtspräsident in Weimar entschieden, der Tötung einer Kindsmörderin zuzustimmen. Er hielt sich an das damals geltende Recht - und das sprach Kindsmörderinnen des Todes schuldig. In seinem „Faust" hat er dann diesem Schicksal mit der Gretchentragödie ein Denkmal gesetzt. Wovon reden wir also, wenn wir von Freiheit sprechen? Es ist ein Entwicklungsziel, die Wahrheit zu erkennen, in sich aufzunehmen, sich dabei zu verwandeln und dadurch frei zu werden. Das braucht es Zeit, braucht viele Erdenleben oder es ist kein Ziel für einen Menschen. Insofern war mir auch bald deutlich: Man kommt seelisch immer wieder an die Grenzen seines Fassungsvermögens angesichts bestimmter Lebenstatsachen und braucht eine geistige, spirituelle Dimension, um eine andere, übergeordnete Form der Gerechtigkeit kennen zu lernen. Es braucht Gesichtspunkte, die aus dem Kontext eines einzigen Erdenlebens oder der bürgerlichen Moral alleine, mit ihrem alltäglichen Rechtsempfinden, nicht gewonnen werden können. Der Gedanke der Reinkarnation eröffnet die Perspektive, dass der Mensch mit einer ganz individuellen Vergangenheit und keinesfalls als ein unbeschriebenes Blatt geboren wird. Daran knüpft sich dann auch die nahe liegende Frage nach den Ursachen von Problemen in früheren Leben, wenn es dort nicht möglich war bestimmte Dinge, Beziehungen, Verhältnisse zu ordnen. Jetzt können durch die Krankheit Bedingungen herbeigeführt werden, durch die gelernt werden kann, was damals nicht möglich war. Gedanken dieser Art helfen dann im gewöhnlichen Leben Situationen achtsamer zu beurteilen, z.B. eher zu verzeihen, Zorn zu überwinden, oder Toleranz zu entwickeln, wo man das sonst nicht gekonnt hätte. Es ist mit der Aufnahme so perspektivreicher Gedanken jedoch noch etwas ganz anderes verbunden, nämlich die mögliche Erfahrung, dass die Gedankenwelt selbst gleichsam die Außenseite der geistigen Welt ist. Es ist zunächst nur die Gedankenwelt, durch die der Geist sich der Seele so offenbaren kann, dass die Seele daraus Sinn bezieht. Sinngebung ist ohne Denken nicht möglich. So etwas wie die sinnstiftende Verarbeitung eines Ereignisses oder einer Krankheit, das ist etwas, was wir nur denkend leisten können. Es gibt für uns Menschen nichts Wahres, das wir nicht auch selber denkend begreifen könnten. So muss auch ein spirituelles Krankheitsverständnis auf klar fassbare Gedanken und Gesetzmäßigkeiten gestützt sein.

## Ergebnisse der Gesundheitsforschung

Die moderne Gesundheits- oder Salutogeneseforschung hat längst erkannt: Gesundheit ist ohne spirituelle Einsichten, ohne tiefgreifende innere Wendungen nicht zu erhalten. Man muss Kohärenz entwickeln mit dem, was das Leben kann und bringt – was auch immer das sein mag. Man kann lernen, sich mit Zielen, mit Entwicklungsmotiven so zu verbinden, dass man in der Lage ist, auch durch große Schwierigkeiten zu gehen, ohne daran zu zerbrechen. Die Salutogenese hat festgestellt, die stärksten Gesundheitsquellen sind Weltanschauungskonzepte, Verarbeitungsmöglichkeiten ideeller Art, die dem Leben Sinn, Halt und Richtung geben, der Seele Entwicklungsmöglichkeiten eröffnen mit Freude daran, etwas zu lernen, was man noch nicht kann. Also wer z.B. seelische Ohnmacht erlebt, wird zunächst mit Trauer oder verzweiflungsvollen Gefühlen darauf reagieren. Wenn man sich aber klar macht, diese Ohnmacht zeigt mir gerade, wie viel ich noch lernen, wie viel ich noch erarbeiten kann, wohin ich mich noch bewegen kann, dann hält man sie aus, lernt sozusagen, mit ihr umzugehen. Und insofern ist die Frage, welche Rolle geistig-seelische Zusammenhänge bei der Krankheit spielen, heute eine brandaktuelle Frage. Weil die Gesundheitswissenschaft eben festgestellt hat: Die stärksten Quellen der seelischen und körperlichen Gesundheit kommen aus einer starken Identifikation mit sich und der eigenen Biografie. Ein Mensch ist umso schwächer, je weniger er zu sich und seinem Leben Ja sagen kann. Er brennt auch beruflich umso schneller aus, je mehr er nur aus Pflicht oder aus irgendwelchen äußeren emotionalen Motiven heraus arbeitet. Und er kann gar nicht ausbrennen, wenn er voll identifiziert ist. Das geht nicht. Gerade die Burnout-Forschung hat das millionenfach bestätigt. Aaron Antonovsky - der Begründer der Salutogenese - konnte sogar zeigen, dass unter den gesündesten Patienten, die er zu untersuchen hatte in Israel, auch Überlebende des Holocaust waren. Das waren für seine Forschungen die für ihn entscheidenden Begegnungen. Daran ging ihm sein eigenes Konzept der Gesundheits- bzw. Salutogeneseforschung auf, das so genannte Kohärenz-Konzept. Er hatte erwartet, dass alle Überlebenden des menschenverachtenden Holocaust-Geschehens daran körperlich und seelisch zerbrochen wären. Aber er fand auch eine Anzahl unter ihnen, die sich nach ihrer Rettung gut erholten und besonders gesund wurden. Sie konnten dies, weil sie dieses Ereignis verarbeiten konnten im Sinne der drei Kohärenzprinzipien als verstehbar, sinnhaft und handhabbar. Hinzu kam, dass viele außerdem unter dieser Extrembelastung übersinnliche Erfahrungen gemacht hatten und schlicht wussten, ich bin hier nicht alleine. Die Liebe Gottes geht auch in die Kerker. Sie lässt sich nicht aufhalten durch Gitterstäbe. Das waren Erlebnisse, die

die Menschen verwandelten und kohärent (d.h. den Zusammenhang empfindend) gemacht haben mir ihrem Schicksal. Jacques Lusseyran hat das so erlebt: Er dachte, seine Frau sei gestorben, weil sie ständig um ihn war. Als er dann wie durch ein Wunder Buchenwald überlebte und wieder nach Paris nach Hause kam, begrüßte ihn seine Frau und sie bemerkten, dass sie so innig in Gedanken und Gefühlen beieinander gewesen waren, dass angesichts dieser spirituellen Tatsache die räumliche Entfernung keine Rolle spielte. Gedanken sind überräumliche und auch außerzeitliche Realitäten für das menschliche Erleben. »Denk an mich« ist kein hohler Spruch, sondern man hat den anderen im Bilde und im Herzen, man hat ihn im Bewusstsein, in Gedanken. Man ist sich geistig nah. Das sind dann aber Gedanken, die nicht den schattenhaften Gedanken des gewöhnlichen Vorstellungslebens entsprechen. Sie haben vielmehr Ideal-Charakter. Man verbindet sich ganz und gar mit ihnen und erlebt sie geradezu als tiefstes Innenleben. Gesundheit wird heute neu definiert. Man sagt, Gesundheit ist die ständige Auseinandersetzung oder ist das ständige Ergebnis einer Auseinandersetzung zwischen kränkenden und gesundenden Prozessen und Faktoren. Also nicht: Gesundheit ist das Gegenteil von Krankheit, sondern: Krankheit ist das Gegenteil von Heilung. Gesundheit ist ein Kampfplatz, ein Feld der Auseinandersetzung zwischen kränkenden und heilenden Prozessen. Jeder Tag hat seine Gesundheit. Sie können sich heute noch gut fühlen und morgen sind

Sie krank. Das kennen wir alle. Das ist situativ, ein ständiges Ringen. Jemand guckt einen prüfend oder kalt an und plötzlich merkt man, es geht einem gar nicht so gut heute. Ja, und umgekehrt: jemand begegnet einem ganz unerwartet freudig und man fühlt sich wie aufgehellt und angeregt. Gesundheit ist etwas sehr Labiles zwischen den Kräften, die uns regulieren, ordnen, heilen, tragen, stützen und aufbauen und zwischen denjenigen Prozessen, die unsere Gesundheit untergraben im Physischen, Seelischen und auch im Geistigen. Jede Form von Lüge, von Unwahrhaftigkeit ist geistige Zerstörungskraft. Misstrauen wirkt destruktiv. Man spürt es sogleich. Daher ist die Frage wichtig: Wie können wir angesichts dieses Gesundheits-, Krankheits- und Heilungstatsachen besser verstehen, woher die Krankheit kommt, die wir haben und andererseits lernen, was jeder Einzelne spirituell zu seiner Gesundheit beitragen kann?

### Zu den geistigen Ursachen der Krankheit

Zu den geistigen Ursachen der Krankheit ist schlicht zu sagen: Sie liegen nicht nur in diesem einen Erdenleben begründet. Wenn jemand mit einer Krankheit geboren wird, so tritt das zunächst am physischen Leib auf. Wer da von den geistigen Ursachen sprechen will, muss sie im früheren Erdenleben suchen. Was wurde wohl damals nicht „freiwillig" gelernt, so dass es jetzt via Krankheit „gezwungenermaßen" auftritt? Eine andere Frage ist: Wie reagiert das Umfeld? Was kann da neu erlebt, erfahren werden? „Ursache“ ist nicht nur vergangenheitsbezogen zu verstehen. Lernen bedeutet zukünftige Fähigkeiten erüben. Das heißt, was man an einer Krankheit lernt, können so entscheidende Dinge sein, dass es auch dieses gibt, dass die Krankheit in einem Leben auftritt, weil man in einem nächsten Leben bestimmte Fähigkeiten braucht und deutlich spürt: Freiwillig hätte ich das nicht lernen können. Deswegen haben alte spirituelle Traditionen die Krankheit auch »Heimsuchung Gottes« genannt. Gott ruft seine Kinder nach Hause in der Krankheit. Es ist sozusagen eine Privatstunde beim lieben Gott, eine Extra-Lektion, wenn man eine Krankheit hat. Er kann unsere Schicksalsführung beurteilen: schaffen wir das oder schaffen wir das nicht. Man nannte auch die Krankheit eine »Hilfe der Götter« in bestimmten Krisenmomenten der Entwicklung. Wo die eigene Kraft nicht ausreicht, greift eine höhere Macht ein. Dabei stellt sich dann allerdings neu die Freiheitsfrage. In diesem Moment, wo man die Krankheit hat, ist selbstverständlich von Freiheit keine Spur. Wenn man aber weiß, wie langsam Krankheit entsteht und wie viele Chancen man hatte um etwas zu lernen, was man eben doch dringend braucht für sich oder für andere, dann wird die Freiheit wieder sehr wohl ein Begriff. Dann tritt Notwenigkeit ein im Sinne von Lernbedingungen schaffen, damit wir Fähigkeiten erwerben, die dann mit uns gehen, die wir später frei handhaben können. Letztlich sind wir eben selbst das Ergebnis unserer Taten. Nur haben wir das oft in der aktuellen Situation nicht so gerne, dass das so ist. Wir würden am liebsten die Probleme, die wir an Leib und Seele beobachten, unseren Genen anlasten oder unserer Umwelt, unseren Lehrern, unseren schwierigen Verhältnissen im Elternhaus, den bösen Buben in der Nachbarschaft. Wenn wir jedoch unsere Probleme delegieren, dann schneiden wir uns von unseren spirituellen Wurzeln, das heißt von unserer Vergangenheit ab. Anstatt also die Schuld oder die Probleme zu delegieren, die wir fühlen, ist es erstens viel hilfreicher anzufangen sich zu fragen: Wo könnte das denn herkommen? Zweitens: Warum muss ausgerechnet ich mich damit auseinander setzen und nicht mein Nachbar oder mein Ehepartner? Was hat das also mit mir zu tun? Und drittens, und das ist die schönste Frage: Was kann ich daraus lernen? Das ist die Frage, die ich im Gespräch mit Müttern immer am fruchtbarsten erlebt habe, denn da fällt einem sofort etwas ein: welche Tugenden, welche Fähigkeiten, welche Eigenschaften man eigentlich nur in dieser Konstellation z.B. mit einem kranken Kind hat erüben können. Diese Einsicht kommt dann wie ein Sonnenstrahl, der Licht und Wärme bringt in die harte Realität.

### Wie entsteht Krankheit?

Stellen Sie sich ganz konkret vor: In einem Erdenleben haben Sie ein Problem, ein echtes Problem, das sie über Jahre nicht loswerden. Wenn Sie es nicht bearbeiten, so schleppen sie es durch ihre Biografie, nehmen es mit über die Todesschwelle. Dann beeinflusst es im nächsten Leben die Bildung Ihrer Seelenkonfiguration. Es ist aus der Ich-Sphäre, aus der Freiheits-Sphäre verschwunden. Deswegen kommen Sie zwar unbelastet, taufrisch mit Ihrer Ich-Verfasstheit im nächsten Leben wieder. In unserem Ich-Bewusstsein fühlen wir uns frei. Auch hier im Auditorium sitzen wir uns frei gegenüber und sind – wenn wir uns konzentrieren – nicht abgelenkt oder bestimmt von diesem und jenem. Das ist diese wunderbare Ich-Sphäre, wo Wahrnehmung und Denken in der aktuellen Situation ganz unser ist. Aber sobald wir dann wieder nach Hause gehen, an unsere liegen gebliebenen Sachen gehen, dann kommt das Seelische wieder hinzu: »Muss das denn sein? Warum heute? Jetzt hast du das wieder nicht gemacht.« etc. Dann kommen sozusagen die seelischen Belastungen wieder hoch und man merkt, sie sitzen eine Schicht tiefer. Anthroposophisch sprechen wir da von dem Astralleib, von unserem Seelenorganismus. Das andere ist die Ich- Organisation. Sie ist immer gegenwärtig, offen für Neues. Sie ist auch jenseits von Gut und Böse. Sie ist rein. Sie ist paradiesisch. Sie ist Gottgegeben. Deswegen hat sie auch durch das Denken den Anschluss an die wahre, göttliche Welt. Daher können auch so genannte böse Menschen, wenn sie einen Mord in einem Gefängnis absitzen, plötzlich dennoch tiefste Bekehrungserlebnisse haben. Die Sonne scheint über Gut und Böse – und gute Gedanken kommen zu jedem. Das ist eine reine Sphäre jenseits der Schuld. Schuld sitzt im Astralleib. Da sitzen unsere Versäumnisse, unsere Probleme. Da sitzen unsere Widerstände, da haben wir Geschichte, unsere Niederlagen, aber auch unser Lernen, unsere Kultur, unsere Charakter- und Seelenfähigkeiten. Hat jetzt ein Mensch im nächsten Leben eine seelische Missgestimmtheit, so ist sie das Ergebnis seiner ungelösten Probleme im letzten Leben. Es gibt viele Menschen, die, wenn sie so in ihre Seele hineinlauschen, merken: Eigentlich geht es mir ganz gut. Aber in bestimmten Situationen muss ich immer mit einer bestimmten Art von Missstimmung oder Melancholie kämpfen, so einem melancholischen Nebenton oder so einem Element von Wut und Hass, von Opposition. Man merkt, man hat da etwas, was einen stört, obwohl es zu einem gehört. Und wenn man jetzt daran arbeitet, kann man das während eines Lebens auflösen. Dann hat man in der zweiten Instanz sein Problem vom letzten Leben gelöst. Wenn man das aber nicht macht, sondern sagt: »Ich hab' halt meine Wut, warum sind die anderen auch alle so blöd!« und es geht so durch das ganze Leben weiter und man ändert sich nicht, dann geht man damit über die Todesschwelle, dann rückt es im nächsten Leben noch eine Schicht tiefer in die Ebene der Lebensorganisation, der Immunologie, der Lebensbildekräfte. Wir sprechen da in der anthroposophischen Terminologie vom Ätherleib, vom Lebensorganismus, oder dem ätherischen Organismus. Da zeigt sich jetzt das Problem als eine Funktionsstörung unserer Lebensorganisation.

Man ist infektanfällig, man hat Rhythmusstörungen, man ist ein bisschen zart gebaut, man ist ein bisschen haltungsschwach. Man hat dies und das, ist aber eigentlich nicht richtig krank. Man hat nur bestimmte Dispositionen. Und wenn wir gut erziehen, dann stabilisieren wir die Kinder. Wir geben dem Tag Rhythmus und Struktur, achten auf gesunde Ernährung, setzen die notwendigen Grenzen, lassen sie richtig zu sich kommen und helfen Ihnen, das Problem auf der Lebensebene abzufangen. Dann kann man es auch noch heilen. Wenn man aber keine gute Erziehung hat, verbleibt diese konstitutionelle Labilität, wird vielleicht sogar verstärkt durch Milieufaktoren, durch Traumata. Schon hat man eine Krankheitsursache, die mit 20, 30 oder 40 Jahren voll aufblüht oder man ist herzschwach, hat es an der Galle und nimmt das dann auch unverwandelt mit über die Todesschwelle. Jetzt sind wir schon beim dritten Leben. Wenn man dann wieder geboren wird, ist erstmals eine physische Krankheitsdisposition da. Also drei Erdenleben Freiheit und im vierten Leben beginnt nicht die Unfreiheit, sondern da beginnen notwendige Konsequenzen. Die gehören zur Freiheit dazu. Sie sind sogar das Allerwichtigste an der Freiheit, dass ich irgendwann wirklich merke, was ich getan habe. Freiheit soll ja gerade aus Wahrheit entstehen. Ich habe kürzlich das Jesus-Buch von Josef Ratzinger gelesen und zuerst im Register die Ausführungen über Freiheit nachgeschlagen. Er beschreibt das sehr schön, dieses johanneische Motiv, wie die Freiheit in der

Wahrheit wurzelt. Wenn ich die Wahrheit gar nicht wissen will, das heißt, welche Konsequenzen mein Tun hat, wenn ich das gar nicht zur Kenntnis nehme, bin ich überhaupt nicht frei und mache andere unfrei durch mein Unverständnis. Also die Konsequenz, dass man irgendwann mal hart anstößt und merkt: »Bursche, du hast dich echt verrannt, du hast dir immer etwas vorgemacht«, das gehört zur Freiheit absolut dazu. Sonst wäre ja Freiheit identisch mit Torheit und hätte mit Wahrheit nichts zu tun. Insofern ist es wirklich eine sehr lohnende Sache, sich einmal so eine mögliche Krankheitsentstehung durch mehrere Erdenleben durch die Schichten des menschlichen Wesens vorzustellen.

### Geistige Schulung und Krankheitsvorbeugung

Wer so ein Übungsbuch liest wie das von Rudolf Steiner »Wie erlangt man Erkenntnisse der höheren Welten?« und da einiges übt, lernt, die eben genannten Schichten durchzuarbeiten. Übungen für das Denken, Übungen für die Seele, fürs Gefühl, Übungen für die Lebensqualität, den Lebenslauf, für Schlafen und Wachen, Übungen für die physische Verfasstheit – das steht da alles wunderbar drin und man merkt, geistige Schulung, Selbsterziehung ist Krankheitsvorbeugung. Das ist ganz schlicht so. Und mit diesem Hintergrund können wir jetzt hoffentlich auch an die Krebskrankheit direkt herangehen und uns fragen: Wovon ist denn diese Krankheit Bild, was bildet sich da körperlich ab? Ich sage dazu vorab ein Forschungsergebnis von Rudolf Steiner, das ich, wenn wir noch eine halbe Stunde mehr Zeit haben würden, Ihnen gerne erklären könnte. Aber es gibt zum Glück ein Buch, in dem Sie dieses dann auch nachlesen können *(Meditative Betrachtungen und Anleitungen zur Vertiefung der Heilkunst, GA 316, 7. und 8. Vortrag)*. Das Forschungsergebnis von Rudolf Steiner beinhaltet: »Krankheit ist eine physische Imagination vom geistigen Leben«. Krankheit ist eine im Körper angekommene Projektion geistiger, das heißt gedanklich lebendiger Prozesse, die ich nicht mehr im Gedanken-, im Erkenntnis-, im Geistesleben vollziehe, sondern die sich hereinbegeben in das Körperleben. Zuerst bin ich frei. Ich kann freiwillig neue Erkenntnisse schaffen. Wenn ich das nicht tue, dann ziehen sich die Kräfte, die geistig nicht rege sein können, nicht genützt werden, zurück, sie erlahmen, ermatten sozusagen und gehen immer mehr, Nacht für Nacht, in den Organismus herein und bewirken dort das Gegenteil von dieser freien Tätigkeit. Aber »das Gegenteil« ist nicht ganz richtig; Gegenteil nur, weil es unfrei macht. Aber sie bewirken dort ein getreues Abbild dessen, was man geistig nicht genügend getan hat, wie gesagt, entweder aus Vergangenheitsgründen oder weil man mehr davon in der Zukunft braucht. Also, wenn wir das als Arbeitshypothese nehmen: Die Krankheit ist Bild von einer geistigen Tätigkeit, die wir zu wenig können und die wir lernen wollen, dann bedeutet dies, dass uns jetzt die Krankheit hilft, dass wir diese Tätigkeit im körperlichen Leid sozusagen unbewusst üben. Im Durchmachen der Krankheit erleben wir tief unbewusst, was wir bewusst nicht erleben konnten. Und wenn wir eines Tages sterben, wird alles, auch das, was wir unbewusst am Leib erlitten und erlebt haben, in seiner Bedeutung bewusst. Wenn das Seelisch-Geistige und der Lebensorganismus sich herauslösen im Tode, erwachen wir in diesen geistigen, seelischen und lebendigen Organisationen. Ich, Seele und ewiges Leben rücken aus dem Körper heraus als reine, wunderbare Gesetzmäßigkeit von Wille, Gefühl und Denken. Sie haben im physischen Körper unbewusst miterlebt, was nach dem Tode, wenn der physische Körper wegfällt, bewusst wird. Dann haben wir als Erfahrung zur Verfügung, was diese Organisationen unbewusst im Körper erlebt haben.

## Die Krebserkrankung

Wenn wir die eben skizzierte Arbeitshypothese auf die Krebserkrankung anwenden, ist es insofern sehr spannend, als diese Krankheit etwas abbildet, in ihrer ganzen Pathogenese, was äußerst sprechend ist. Wie beginnt sie? Irgendeine Zelle fängt an, etwas weniger spezialisiert zu sein als sie war. Das heißt, sie wird etwas embryonaler. Sie geht aus ihrer Differenziertheit in irgendeinem Organgebiet zurück in die embryonale Situation, wo die Zellen omnipotenter waren und noch nicht so spezialisiert. Das ist die erste Stufe und normalerweise erkennt das Immunsystem solche Zellen und tötet sie ab. Wenn aber jetzt die Immunität nachlässt oder eine bestimmte Krankheitstendenz für diese Krebsart sich jetzt durchsetzen will, beginnt ein Krebs zunächst ganz am Ort zu wachsen durch Zellvermehrung. Dann kommt das nächste Stadium. Er verlässt den eigenen Ort, durchbricht die Basalmembran oder die Organgrenze und fängt an, lokal zu infiltrieren und sich auszubreiten. Die dritte Stufe ist, dass dann einzelne Zellen sich absiedeln, loslösen und anfangen im Organismus zu wandern und so genannte Metastasen zu setzen. Parallel dazu verändert sich der gesamte Organismus. Der Krebs ist eine Allgemeinerkrankung. Der Appetit ändert sich, das Lebensgefühl ändert sich, das Schlaf/Wach-Verhalten ändert sich, die Rhythmen von Herz und Atmung ändern sich, die Temperaturkurve wird in der Regel flach, manchmal sogar starr, man hat die Morgen/Abend-Differenz nicht mehr. Das Rhythmische System, das immer ausgleicht und gesundet, bricht zunehmend ein bzw. wird schwächer. Zum Schluss ist wirklich der ganze Mensch ergriffen und kann sich oft auch nicht mehr richtig ernähren. Der Appetit geht verloren und es wird in jeder Beziehung mühsamer, etwas zu verdauen. Wenn man jetzt diese Krankheitssymptome zu sich sprechen lässt, muss man sagen, der Körper macht im Grunde »was er will«. Fast alles läuft aus dem Ruder. Es bilden sich neue Organe irgendwo, völlig sinnlos. Da wächst was. Es ist keine Ordnung, keine Kontrolle mehr da. Schrankenlosigkeit, Willkür, Zufall. Keine zwei Krebspatienten sind einander gleich. Man kann bei keinem voraussagen, wo genau die Metastasen hingehen, wann sie auftreten werden. Wir können bevorzugte Orte ersehen, es kann aber im individuellen Einzelfall gerade anders sein – sehr individuell. Das heißt, es bildet sich grade beim Krebs physisch-physiologisch der »Freiheitsimpuls« ab. Was sich jedoch körperlich abbildet – fehlt auf geistiger Ebene. Spirituell gesehen ist der Krebs eine Freiheitsmangelkrankheit. Man hat geistig-seelisch zu wenig an seiner Freiheitskompetenz und Freiheitsfähigkeit, an der Fähigkeit, Ja und Nein zu sagen und selbst zu entscheiden, gearbeitet. Jetzt wird diese Lernbereitschaft stattdessen physische Realität. Man wird heimgesucht von dem, was man seelisch-geistig nicht geschafft hat. Dieser nicht aufzuhaltende Siegeszug der Krankheit passt in unsere Zeit. Natürlich gibt es äußere Schadstoffe, Krebs erzeugende Substanzen und dies und das. Aber auch das viel geschmähte Rauchen als Risikofaktor für Bronchialkrebs betrifft nur 1 % der Raucher. Nur 1 % der Raucher hat ein höheres Krebsrisiko, liebe Freunde, nicht 50 %. Machen wir uns klar: statistisch gesehen haben 99 % der Raucher kein höheres Krebsrisiko. Da kann man sich fragen, warum werden diese 99 % nicht krank, obwohl sie rauchen? Weil sie sich augenscheinlich nicht mit dieser Krankheit auseinandersetzen müssen. Weil sie es kompensieren können. Selbst wenn man die Ursachen findet und selbst wenn man vorbeugen kann, ist es trotzdem so, dass man nur sehr schwer verhindern kann, was konstitutionell veranlasst ist. Über den eigenen Körper sollte man selber herrschen dürfen, das sollte nicht an den Bundesgesundheitsminister delegiert werden. Das so genannte pathogenetische Modell der Medizin, wo immer gefragt wird, welche schädlichen Einflüsse für welche Krankheit verantwortlich sind, bedarf heute der Ergänzung durch das salutogenetische Konzept, wo gefragt wird, warum bleibe ich trotz allem gesund?. Wir brauchen beides. Selbstverständlich brauchen wir Gesundheitsvorsorge, das Vermeiden schlechter Einflüsse, nicht trinken, nicht rauchen usw. Das ist auch ein Stück Selbsterziehung und ist sehr wertvoll. Aber entscheidend ist eben auch, dass wir geistig so rege sind, dass wir gar nicht in die Versuchung kommen, so viel zu trinken, weil wir viel lieber etwas Sinnvolles tun in dieser Zeit. Wenn wir diesen Schlüssel haben zum Verständnis der Krebserkrankung – das Freiheitsproblem – so ist auch die Frage, wie sich das im Kontext der heutigen Krebsforschung ausnimmt. Da gilt es seit etwa 20 Jahren als Kunstfehler, wenn man Krebs nur physisch behandelt. Ich erinnere mich noch an den Durchbruch auf einem großen Onkologenkongress, als die Schulmeinung vertreten wurde, dass die psycho-onkologische, d.h. die seelische Begleitbehandlung, entscheidend für die Prognose der Krebserkrankung ist, ob »Stahl und Strahl«, sprich: Operation, Chemo und Bestrahlung den Behandlungserfolg bringen oder nicht. Je mehr Motivationstraining und seelische Aktivierung und psycho-therapeutische Biografiearbeit, sozusagen seelische Befreiungsprogramme laufen, umso besser heilt der Krebs. Das war die großartige Erfahrung. Und dazu kommt jetzt, wenn man den spirituellen Aspekt noch nimmt, dass man sich klar machen kann, es geht hier wirklich um Freiheit. Es geht nicht nur um Psychotherapie und: wie komme ich so einigermaßen zurecht, und: wie motiviere ich mich wieder, sondern: je mehr ich mich wirklich dazu bekenne, dass diese Krankheit mir diese Chance gibt, dass ich noch einmal mein Leben ganz neu in die Hand nehmen darf, muss, kann und will, umso besser ist die Prognose. Dann gibt es auch viel mehr Spontanheilungen, als man es sich als Arzt träumen lässt. Am meisten erschüttert hat mich eine Patientin, die sich freiwillig bei einer Krebstagung am Goetheanum als Patientin von ihrem behandelnden Arzt vorstellen ließ. Da saß eine Frau vor uns, so Anfang 40 und sagte, sie möchte uns gerne etwas sagen, was wir nicht in Büchern lesen könnten. Und was für sie einfach ganz wichtig sei, dass sie es uns sagen darf und sie wäre auch gerne bereit, mit uns dann darüber ins Gespräch zu kommen und es könnte sein, dass es uns auch sehr erschreckt. Aber sie müsse das einfach so sagen wie sie sei. Und dann berichtete sie, sie hätte sich die letzten Jahre Abend für Abend im Gebet gewünscht, dass der Herrgott ihr Krebs senden möge. Da waren wir wirklich schockiert. Denn sie sah ganz okay aus, völlig sortiert, patent, wach, intelligent. Dann fuhr sie fort: »Wissen sie, mein Mann ist Diplomat und meine Aufgabe war, an seiner Seite zu sein, zu repräsentieren, immer auf dem Posten zu sein, ihm den Rücken frei zu halten, alles für seine Karriere zu tun, nirgendwo das Gesicht zu verlieren. Ich habe das erst mit Neigung gemacht, dann habe ich gemerkt, ich brenne aus, ich schaffe das nicht. Und ich wusste, wenn ich das jetzt sage, »ich kann nicht mehr«, oder »ich habe Burnout« oder sonst was, so ist ein Imageschaden für meinen Mann und eine Gefährdung seiner Karriere. Das kann ich ihm und seinem Umfeld nicht zumuten. So dachte ich. Für mich war die Krankheit mit höchster sozialer Akzeptanz, wo jeder versteht, dass ich mich wirklich eine Zeit zurückziehen muss und wo alle Mitleid haben, der Krebs. Und deswegen habe ich mir den gewünscht und ich war so glücklich als ich ihn bekam.« Es war schlicht erschütternd, wie sie es so erleichtert vorgetragen hat unter diesem spirituellen Aspekt. Ich gehörte zu den wenigen Kollegen, die es total verstehen konnten, gerade bei einem intelligenten Menschen, der einen entscheidenden Schritt in die eigene Freiheit und Befreiung nicht schafft aus Gründen der Konvention, der persönlichen und kulturellen Bindung. Die Krankheit, gerade diese Krankheit, gab Ihr dann die Möglichkeit, ihr eigenes Leben zu leben, ganz bei sich anzuknüpfen. Dann hat sich auch das Umfeld ein bisschen anders sortiert. Es sind jetzt Hilfen für sie in Sicht, so dass sie sich in dieser Situation neu positionieren kann. Sie ist jetzt auf einem sehr guten therapeutischen Weg. Nun möchte ich gerne noch einen zweiten Patienten schildern, für diejenigen unter ihnen, die einen christlichen Zugang zu dieser Freiheitsfrage suchen. Es war ein Mann Mitte 40. Er kam aus USA an die Lukasklinik in Arlesheim in der Schweiz. Ich bekam in die Medizinische Sektion am Goetheanum, wo ich arbeite, einen Anruf. Er kenne mich aus der Studentenzeit. Ich möge ihn doch einmal besuchen. Er sei jetzt da. Ich bin hingegangen und habe mich an sein Bett gesetzt. Dann sagte er: »Ich bin so froh, dass du kommst. Ich habe eigentlich nur eine Frage, die konnte mir bisher niemand beantworten: Warum habe ich Krebs?« Er hatte ein Nierenkarzinom, hoch metastasiert, nicht mehr operabel. Die Ärzte gaben ihm noch ca. drei Monate. Er verstand es nicht. Weil wir uns kannten, habe ich gesagt: »Na hör mal, du bist doch Anthroposoph. Was hast du dir denn bisher so gedacht?« Er sagte: »Ja, das ist ja gerade mein Problem. Ich hab mit dieser Krankheit kein Problem, wenn das mein Schicksal ist, dass ich da durch muss. Auch habe ich bei Rudolf Steiner gelesen, dass wenn man im besten Alter stirbt, man im nächsten Leben umso mehr Kraft und Lebensidealismus hat, weil man die Kraft, die man jetzt nicht ausleben kann, in die nächste Inkarnation mit hinüber nimmt. Ich habe damit kein Problem und auch im Sozialen habe ich keines. Denn die Schule, wo ich arbeite *(er war Waldorflehrer)*, die hat schon einen Nachfolger gefunden. Auch um meine Frau muss ich mir keine Sorgen machen. Wir haben sogar schon darüber gesprochen, welche Vorträge von Rudolf Steiner sie mir nach meinem Tod vorlesen kann und wie wir unsere Beziehung über den Tod hinaus fortsetzen können.« Es ist Usus, eine wunderschöne Sitte bei vielen Anthroposophen, dass sie Verstorbenen gute und wahre Gedanken und liebevolle Gefühle senden durch Vorlesen. Nüchtern, sachlich, spirituell, realistisch sprach er das aus. Er wollte wirklich wissen: Warum habe ich diese Krankheit? Was sagt sie mir? Was kann ich durch sie lernen? Da habe ich ihm gesagt: Ich kann dir diese Frage nicht beantworten. Ich kann dir aber etwas erzählen, was ich aus den Krankengeschichten des Evangeliums gelernt habe. Ich habe gemerkt, da gibt es drei ganz verschiedene Formen von Krank-werden-Können und Geheilt-werden-Können.

Eine, die ist ganz persönlich. Da lernen wir den Namen des Kranken kennen und da besucht Jesus den Kranken, zum Beispiel den Blinden von Jericho oder die Schwiegermutter des Petrus. Da hat man ein ganz persönliches Arzt-Patienten-Verhältnis. Und es ist so, dass immer parallel zur physischen Heilung oder der seelischen Heilung noch eine moralische Empfehlung, ein geistiger Entwicklungsauftrag folgt, der ganz auf diesen Menschen abgestimmt ist. Ziel ist es, den anderen wieder auf den Weg des Gewissens zu bringen – ganz individuell. Auf diese Weise wird das Spirituelle und das Kranke sozusagen ganz eng miteinander verknüpft und auch dem Kranken deutlich gemacht: deine Krankheit hat geistige Ursachen. Du musst jetzt aufpassen, dass sie dir nicht erneut widerfährt.

Dann gibt es aber eine völlig andere Art von Krankengeschichten. Das ist zum Beispiel der Hauptmann von Kapernaum. Da sieht Jesus den Kranken überhaupt nicht, sondern es kommen, wie es heißt, die Ältesten der Juden zu ihm, als er unterwegs ist und bitten ihn, er möchte doch in ein Dorf kommen, wo ein Hauptmann ist, dessen Knecht krank ist. Und weil es ein römischer Hauptmann ist, entschuldigen sie sich förmlich als Juden bei Jesus und sagen, das ist ein ganz guter Mensch, der hat unsere Synagoge erbaut. Deswegen setzen wir uns für ihn ein, geh da hin. Das heißt, die Ältesten der Juden kommen durch die Krankheit dieses Menschen zu Jesus. Sie machen etwas durch, sie kommen auf den Weg. Dann entschließt sich Jesus, diesen Hauptmann aufzusuchen und es wird ihm hinterbracht, d.h. gesagt, dass Jesus in Richtung seines Hauses auf dem Weg ist. Daraufhin schickt er ihm seine Freunde entgegen. Sein nächster Schicksalsumkreis, wird losgeschickt. Sie sollen Jesus sagen: »Herr, sprich nur ein Wort, dann wird mein Knecht gesund. Ich bin nicht würdig, dass du unter mein Dach gehst.« Jesus bleibt stehen und sagt: »Solchen Glauben habe ich in Israel nicht gefunden, wie bei diesem Römer« und geht nicht hin. Aber von Stund an ist der Knecht gesund. Das heißt, jemand ist krank, damit viele andere etwas durchmachen, auf den Weg kommen, sich entwickeln. – Daraufhin ist der Grund für die Krankheit weg. Hier ereignet sich Krankheit gleichsam aus sozialer Indikation, nicht aus individueller.

Es gibt jedoch noch einen dritten Typus. Da tritt die

Krankheit weder aus individueller noch aus sozialer, schicksalsmäßiger Indikation auf, sondern aus einem Grund vergleichbar wie bei Hiob. Von ihm war ja bekannt, dass er Gott wohlgefällig war. So wohlgefällig, dass Gott sogar dem Teufel gegenüber sagt: »Hab' Acht auf meinen Knecht Hiob. Was das für ein guter Mensch ist.« Der Teufel aber provoziert und bemerkt, dass es diesem ja auch gut, er jedoch weniger gottwohlgefällig sein wird, wenn der Teufel ihn plagen und mit allen Krankheiten ins Verderben stürzen darf.« Wir kennen alle diese Geschichte oder die meisten von uns. Sie endet ja so, dass Hiob am Ende erkennt, dass seine Schuld, die mit der Krankheit zusammenhängen könnte, die ist, dass er glaubte er hätte keine. Das heißt, Hiob erkennt, dass er der Menschheit verschuldet ist. Persönlich ist er vorbildlich, auch sozial ein guter Mensch. Er gehört aber auch der Menschheit an und trägt durch sein Leiden auch mit am Elend dieser Menschheit. Als er das erkennt, wird er gesund und darf Gott schauen.
Eine unglaubliche Geschichte! Von diesem Charakter sind auch einige Krankengeschichten im Neuen Testament. Die erste im Lukas-Evangelium besagt, dass Jesus in die Kapernaum-Synagoge kommt und einen Menschen trifft, der besessen ist. So wie es nachher geschildert wird, hat man den Eindruck, es handelt sich um ein Anfallsleiden, um einen Epileptiker. Was geschieht? Jesus spricht kein Wort mit dem Kranken. Das Persönliche interessiert augenscheinlich nicht. Jesus spricht kein Wort mit den Menschen in der Um-

gebung. Das Soziale interessiert ebenfalls nicht. Im Gegenteil, die Menschen sind ärgerlich im Umkreis, dass er am Sabbat heilt. Im Sozialen passiert also eher nichts Gutes. Was geschieht? Jesus spricht nur mit dem Geist der Krankheit; der seinerseits Jesus erkennt. Eine reine Zwiesprache zwischen der geistigen Kraft, die die Krankheit verursacht hat und jetzt wieder an den richtigen Platz zurück soll, ausfahren aus dem Leib, aus der leiblichen Verwirklichung, wieder zurück in die freie geistige Verfügbarkeit. Nach dieser rein spirituellen Zwiesprache wird der Mensch gesund.

Diese dritte Form einer Krankheitsursache hat meinen Freund tief berührt: Dass man krank sein kann, weil man am Schicksal der Menschheit, am Zeitschicksal mitträgt, weil man vielleicht sogar stellvertretend für einen anderen diese Krankheit hat. Also die christlichste Form des Krankseins: Man ist Stellvertreter für Andere, weil man sich nicht zu gut ist, durch eine leidvolle Erfahrung zu gehen, die man mit Millionen von Zeitgenossen teilen möchte. Aus der Anthroposophie wusste er auch, was Rudolf Steiner über Christian Morgenstern gesagt hat, der sehr früh an Tuberkulose starb. Das war damals vor dem Ersten Weltkrieg und während des Ersten Weltkriegs die Zeitkrankheit; sie kommt jetzt in der Dritten Welt im Zusammenhang mit AIDS epidemisch wieder. Bei der Totenfeier von Christian Morgenstern und im Zusammenhang von Gedenkmomenten an ihn sagte Rudolf

Steiner, dass dadurch, dass er nicht nur Dichter war, sondern auch diese Krankheit hatte, er die Möglichkeit hat, nach dem Tod nicht nur mit den Menschen zu kommunizieren, die auf der Erde seine Werke lesen und gelesen haben, sondern durch die Erfahrung der Tuberkulosekrankheit auch mit all seinen Leidensgenossen. Denn nach dem Tod kann man nur mit den Menschen kommunizieren, mit denen man in irgendeiner Form auf der Erde eine Beziehung angeknüpft hat, mit denen man etwas gemeinsam hat. Er fragte, ob dieser dritte Krankheitstyp auch für ihn gelten könne. Ich habe ihm gesagt: »Ja, so stell' ich mir das eigentlich vor.« Ich werde nie dieses Strahlen in seinen Augen vergessen und dass er gesagt hat: »Das finde ich jetzt so gut, dass ich diesen Gedanken habe. Da kann ich wirklich in den nächsten Monaten noch dran arbeiten und etwas damit anfangen. Das gibt meiner Krankheit einen wirklichen Sinn. Da lernen wir alle noch etwas Neues dazu.« Eines ist klar: solche Angebote machen nur Sinn, wenn wir sie ernst nehmen können und wollen. Wenn wir solche Gedanken gar nicht denken oder ein bisschen ausprobieren, was sie mit uns tun, dann haben sie für uns weniger oder kein Gewicht. Das heißt, zu diesem Thema der spirituellen Krankheitsursachen am Beispiel von Krebs gehört auch, dass wir verstehen: Krankheit ist eben dieses Anstoßen an den Konsequenzen, die dann als Notwendigkeiten erscheinen. In solcher Situation ist man normalerweise nicht gestimmt, sich in diese geistigen Freiwilligkeitsregionen zu erheben, aus denen heraus ein solches Sinngebungsangebot kommt. Deswegen darf man auch solche Gesichtspunkte nur dann kommunizieren, wenn Menschen danach fragen. Ist doch das Schuldthema so belastet, dass es eine Heilung verhindern kann. Dann lieber die Krankheit, diese Heimsuchung Gottes, sich auswirken lassen, mit unbelasteter Seele, als die Seele beschweren mit Informationen, nach denen sie nicht fragt.

### Fragenbeantwortung

Wie ist das bei Kindern, fragen die auch schon nach so etwas? Zu dieser Frage fällt mir ein, dass ich etwas in der Tasche habe zu diesem Thema, das lasse ich gerne für Interessierte hier: Eine eintätige Tagung in Stuttgart am 9.6.2007 zum Thema »Kinder suchen Wahrheit – Spiritualität in der Erziehung«. Denn Kinder haben unendlich viele Fragen. Aber sie stellen sie oft nicht, weil sie Angst haben, dass die Erwachsenen dann traurig sind oder sie nicht verstehen. Sie haben oft auch das Gefühl, mit Erwachsenen kann man über so etwas nicht reden und sie leiden dann ganz furchtbar. Mann muss mit Kindern aufmerksam und sensibel sein. Manchmal sagen sie, was sie sagen oder fragen wollen in Bildern, die sie malen. Oder manchmal kommt es auch so ganz nebenbei bei einem Märchen oder bei einer Geschichte, je nach Alter. Und manchmal sind sie unglaublich froh, wenn man sie fragt: »Du, hast du noch etwas auf dem Herzen, was du mich schon immer fragen wolltest? Sag's doch einfach mal.« Und wenn man sie dann ganz fröhlich anschaut und sie nicht Angst haben müssen, dass man dann traurig wird, dann sagen sie's. Kinder sind eben Realisten, sie sind noch nicht Melancholiker. Und auch noch nicht so – ja, sie haben noch nicht diese ganzen Erfahrungen, die einen befangen machen können, sondern sie nehmen zunächst einmal alles so, wie es ist und lernen schnell, was man mit dem oder jenem reden kann oder nicht. Und wenn man sich da auf sie einstellt, kommen oft ganz erstaunliche Dinge heraus. Also ich habe beides erlebt als Kinderärztin: Kinder, die sehr erstaunliche Dinge sagten, aber eben auch Kinder, die wirklich nicht darüber sprechen wollten. Dies gibt es auch, so wie es das auch bei Erwachsenen gibt. Die sagen: »Das ist mein Privates, darüber will ich nicht reden.« Das würde ich immer heilig respektieren. Also gerade im kranken Zustand die Freiheit des anderen so weit es irgend geht respektieren – gerade auch als Arzt. Wie unpassend sind oft unsere guten Ratschläge, was man alles hätte machen sollen. Denn in der Regel weiß es der Kranke ganz genau, viel besser als wir.

*Dr. med. Jürgen Schürholz*

# Krebsangst verwandeln*

## Die Wahrheit als Chance

* *überarbeiteter Vortrag vom 26. September 1996 in Esslingen. Der mündliche Vortragsstil wurde bei der Überarbeitung bewusst beibehalten.*

Wir haben ein großes Thema vor uns. Wir wollen zusammen hinschauen auf die Krebskrankheit, die ja mehr ist, als nur der Tumor. Wir alle wissen, dass die ganze Menschheit, insbesondere in diesem Jahrhundert, sich von dieser Krankheit betroffen fühlt. Es gibt keine zweite Krankheit, für die weltweit so viel an Forschung investiert wird, wie für diese Krebskrankheit. Menschheitlich sind wir betroffen, als Einzelne sind wir betroffen und mit unserem sozialen Umfeld sind wir betroffen. Ich kann Ihnen aus der Klinikerfahrung berichten, dass der Krebskranke unter bestimmten Umständen sogar zum Notfall wird in seiner Betroffenheit, nämlich der Krebskranke, der heute Mittag erfahren hat, dass die Diagnose Krebs bei ihm gestellt wurde. Der ruft an und bittet noch heute oder spätestens morgen früh um einen Sprechstundentermin. Die Not bricht auf, wenn man plötzlich selbst mit dieser Krankheit konfrontiert ist. Das Besondere an dieser Krankheit ist ja, dass man sich durch sie in Todesnähe gerückt sieht, dass alles von diesem Moment an, da sie einen berührt hat, anders zu sein scheint, dass nichts mehr so bleibt, wie es bisher war. Dazu passt auch, dass diese Krankheit sehr häufig in dem Moment festgestellt wird, in dem eine biographische Krisensituation besteht. Krise, *crisis*, darunter verstanden die Griechen „trennen“, „scheiden“. Es ist die Lebenssituation, in der eine Entscheidung fällig wird, wo Altes verwandelt, erneuert werden muss. Es ist die Situation, wo die Gewissheit da ist: so, wie es bisher war, kann es nicht weitergehen. Und das kann auf den verschiedensten Lebensgebieten so sein. Das Äußerste ist, dass man sich gerade anschickt, ein Haus zu bauen oder in eine andere Gegend zu ziehen. Aber es kann auch sein, dass die Lebensgemeinschaft zerbrochen und man davor ist, sich mit einem neuen Partner zu verbinden. Es kann ein Berufswechsel, das Berufsende bevorstehen, der Ruhestand beginnen - es sind Situationen, die für den Einzelnen jeweils große individuelle Bedeutung haben, die als schwerwiegend empfunden werden, insofern die Zukunft ungewiss ist.

Ich möchte an den Anfang ein Beispiel stellen, weil damit eigentlich schon ein Entwurf da ist, wo wir uns hinbewegen müssen im Laufe dieser Stunde. Es kam da auch eines Tages so ein plötzlicher Anruf am Nachmittag von einer Kollegin, die bei einem Kollegen, ihrem Ehemann, mit in der Sprechstunde arbeitet. Sie hatte eine Grippe gehabt, eine Erkältung und entdeckt, dass sie sich von dieser Erkältung nicht so recht erholte. Als sie schon wieder im Berufsalltag tätig war, blieb immer noch der Husten. Sie ging zum nächsten Radiologen und ließ eine Röntgenaufnahme von den Lungen machen. Der Kollege fand einen Rundherd, so nennen wir einen runden Schatten, an dem der Fachmann sofort sieht, dass das die Metastase eines Tumors ist. Die Praxis war nun technisch gut ausgestattet. Eine sofortige Ultraschalluntersuchung zeigte, dass eine der beiden Nieren durch einen großen Tumor verändert war. Gleichzeitig fan-

den sich noch Metastasen in der Leber.
Aus dieser Situation ruft also das Kollegen-Ehepaar an und erfragt einen bald möglichen Termin. Die beiden musizieren seit Jahren zusammen alte Musik auf den verschiedensten alten Instrumenten. Der Ehemann steht jeden Morgen eine Stunde früher auf als andere Bürger aufstehen, um jeweils zwei Instrumente eine halbe Stunde lang zu üben. Die beiden gaben auch immer mehr Kurse für Menschen, die sich dieser alten Musik widmen wollten, und weil dazu die Kinderarztpraxis zu groß geworden war, hatte sich das Ehepaar zur Gewinnung von mehr Freiraum entschlossen umzuziehen. In diese Situation brach nun die Nachricht ein.

Das ist also ein Beispiel für diese Besonderheit der Krisis. Wir drei haben uns dann bewusst entschlossen zu operieren. Das war gegen die Regel. Insofern gegen die Regel, weil man sagt, wenn in mehr als zwei Organen schon Metastasen sind, dann sollte man lieber nicht operieren. Wir haben es dennoch aus einem bestimmten Grund getan und das führte dazu, dass die Metastasen in den Lungen zunächst wie explodierten. Dieses Ehepaar kam alle vier Wochen zur Kontrolle. Wir standen also alle vier Wochen gemeinsam vor dem Röntgenschaukasten - das alte Bild, das neue Bild daneben, und jedes Mal waren es mehr Metastasen und jedes Mal waren die Metastasen, die letztes Mal schon zu sehen waren, größer geworden. Ich weiß nicht, ob Sie sich in eine solche

Situation hineindenken können? Da steht man mit Kollegen, die natürlich das Röntgenbild genauso lesen können wie man selbst, da ist Offenheit, da ist Wahrhaftigkeit gefragt. Und jetzt, denke ich, kommt das Entscheidende - also ich darf Ihnen gleich vorweg sagen, die Patientin lebt heute noch, und es ist jetzt über zehn Jahre her - das Entscheidende: Ich fragte sie jedes Mal: Und wie fühlen Sie sich, wie geht es Ihnen? Darauf sagte sie: Gut! Diese Befunde, antwortete ich, die sind diesmal meine Sache. Sie kümmern sich darum, wie es Ihnen geht und achten dann darauf, sich nicht zu überfordern. Sie dürfen nach Möglichkeit nie erschöpft sein. Sie brauchen ihre Kräfte zur Heilung, zur Neu-Ordnung. Was wir in dieser Hinsicht gemacht haben, darauf kommen wir nachher noch zu sprechen. Sie hat das befolgt, mit großer Unterstützung durch ihren Ehemann. Nach sieben Monaten trat die Tendenzwende ein, die Metastasen bildeten sich alle ganz wieder zurück bis auf eine. Nach vier Jahren kommt es zu einem Blutsturz aus dieser einen Metastase, die dann operiert wurde; bis heute sind die Lungen frei geblieben. Die Metastasen in der Leber sind zwar immer noch da, aber sie wachsen nicht, sie sind aber als solche mit Kontrastmittel bewiesen worden.
Diese Patientin hat nun innerlich alles durchgemacht, was man so durchzumachen hat, insbesondere wenn man vom Fach ist, aber auch äußerlich. Denn die guten Ratschläge kamen von allen Seiten, was sie eigentlich besser tun sollte. Bekannte und Verwandte

fragten, ob das denn auch die richtige Therapie sei, die da gemacht wird. Ob sie denn auch in einem onkologischen Zentrum war - und und und. Sie war das alles nicht, sondern sie war das geworden, was das Optimum ist: der individuell-selbständige oder der besondere Patient. Man kann den Eindruck haben, dass an dieser Front Krebs viele der Besten stehen und dass an dieser Front Krebs heute Helden leben und kämpfen, von denen man nur lernen kann.

Ich hatte gesagt, diese Krankheit umgibt etwas Besonderes. Wir alle wissen, sie heißt maligne, das bedeutet bösartig, sie heißt Krebs, nach einem Tier, und es geht die Angst mit ihr um. Es ist die Angst, zunächst vor dem Undurchschaubaren, vor dem, was undeutlich, was im Dunkeln, was unheimlich ist, was wie hervorbrechen kann und dem man sich dann ausgeliefert fühlt.

Da ist dann neben der Angst noch ein zweites und das ist die Lüge. Bei keiner Krankheit wird so viel gelogen wie bei Krebs. Und diese Lüge, die nimmt oft groteske Formen an. Es kann einem als Arzt in der Klinik passieren, dass einem der Patient sagt, der genau über seine Krankheit Bescheid weiß: Gelt, aber meiner Frau sagen Sie es nicht, die hält das nicht aus! Und wenn man dann mit der Ehefrau spricht, sagt die: Gelt, mein Mann weiß das doch nicht, der könnte das nicht ertragen! Da traut einer dem anderen nichts zu und wenn man dann als Arzt, Therapeut, Pfleger oder Freund nicht dazu beiträgt, dass da Offenheit und Wahrhaftigkeit entstehen, dann geht kostbare Zeit verloren. Kostbare Zeit der Begegnung. Wenn man den Krebskranken im Laufe der Zeit immer näher kennen lernt und die Vertrauensbasis wächst, dann geben einem diese Patienten auch Einblick in ihr Innerstes. Wenn die Schocksituation durch die Diagnose schon zurückliegt und es eigentlich wieder gut geht, dann kann eine Art der Äußerung sein: „Also Ihnen kann ich das ja sagen, Sie verstehen das, ich möchte die Krankheit wirklich nicht mehr missen." Man hört so etwas erst nach einer Weile. Am Anfang hört man, wie die Betreffenden doch verzweifelt sind und wie sie eigentlich nicht wissen, wie es weitergeht. Und obwohl die so genannte Krebs-Psyche offiziell immer geleugnet wird, weil der Krebskranke eigentlich, so sagt man, nichts erlebt, was andere Menschen nicht auch erleben ohne krank zu werden, ist es doch bei der persönlichen Krise so, es bekommen die Erlebnisse eben bei demjenigen, der Krebs später hat, eine besondere Wertung. Da hört man, dass die Krebskranken häufig die Empfindung hatten: ich war in einer Situation, wo ich schon länger wusste, so kann es nicht mehr weitergehen, weil das Leben nur wie von selbst fort rollte, gewohnheitsmäßig. Derjenige, der sich noch etwas subtiler beobachtet, bemerkt: du bist eigentlich mit dem, sei es im Beruf, sei es in Freundschaft, sei es in der Partnerschaft, du bist eigentlich mit dem, mit dem du sonst so ganz verbunden warst, nicht mehr so identifiziert wie früher. Da ist mehr Distanz aufgetreten. Da erleben die Menschen gleichzeitig auch, dass sie zu sich selbst mehr Distanz haben. Ja, es gibt welche, die sprechen von einer gewissen Lebensleerheit, die sie in sich so leidvoll erleben, dass der Krebs jetzt gar nicht, wie erwartet, nur schrecklich ist, sondern plötzlich auch wie eine Befreiung erlebt wird, weil er den wahrhaftigen, auch rechtfertigenden Hintergrund abgibt für das, was man in der Vergangenheit quälend empfunden hat, als nicht mehr stimmig mit einem selbst.

Dieses alles sind Erscheinungen, die natürlich zur Krankheit gehören. Die Tumorbildung ist wie gesagt nur ein Teil dieser Krankheit, zu der Krankheit gehört viel mehr als nur der Knoten. Wollen wir uns das einmal für einen Moment bewusst machen: um was handelt es sich eigentlich bei dem, was wir gewohnt sind, Krebs zu nennen? Zunächst einmal ist der Krebs so definiert, dass es sich um ein ungehemmtes Wachstum von Zellen handelt und zwar von Epithelzellen. Epi heißt immer: oben drauf. Also Epithelzellen, Schleimhautzellen, Zellen, die in den Organen zu einer Oberfläche Kontakt haben, oder an einer Grenzbildung mitwirken zwischen innen und außen. An dieser empfindlichen Stelle manifestiert sich das. Und wir können grundsätzlich davon ausgehen, dass jeder von uns diese Krankheit bekommen kann, auch wenn sie nicht jeder bekommt. Denn es ist geradezu ein Wunder, dass man sie nicht zwangsläufig bekommt, wenn man sich vorstellt, dass Milliarden Zellen im Laufe des Tages sich teilen und dass immer eine Zelle untergehen muss, wenn eine neue entstehen soll und immer nur eine neue entsteht, wenn eine alte untergeht. Dies läuft mit einer solchen Präzision ab beim Gesunden, wie man sich diese genauer nicht vorstellen kann. Aber beim Krebs ist das nicht so. Da geschieht nämlich die Zellteilung dieser Krebszellen wild, ohne Rücksicht auf den Nachbarn. Bei der gesunden Zellteilung geschieht das mit Rücksicht auf die Nachbarn. Wenn aus einer Zelle zwei werden, dann brauchen die mehr Platz als eine Zelle, dann müssen die sich ja verschieben, dann müssen die Nachbarzellen Platz machen. Dieses Werden und Vergehen muß in Ordnung sein. Da ist ein Vorgang auf den anderen in feinster Weise abgestimmt. Diese Ordnung, diese Abstimmung ist beim Krebs verloren gegangen. Jetzt haben wir leiblich eine Situation, die wir auch deshalb als eine Zeitkrankheit ansehen, weil wir in unserer Gesellschaft dieselbe Situation wahrnehmen, dass wir ohne Rücksicht sind, dass das, was der Nachbar macht, sozusagen nicht entscheidend ist, sondern entscheidend ist nur die eigene Situation. Diese Zellen wachsen ohne Rücksicht auf das Gewebe, in dem sie wachsen, ohne Rücksicht auf das Organ, in dem sie wachsen. Jede Zelle hat ja beim Gesunden immer Sinn für den gesamten Zusammenhang, für den sie auch etwas leistet. Die einzelne Zelle zeigt nur Stoffwechsel, Zirkulation, Atmung, Reizleitung auf Wahrnehmungen und Teilungsbewegungen. Diese Einzelzelle steht mit ihren Lebensäußerungen natürlich im Dienst eines Höheren, nämlich des Organs, und das Organ wieder im Dienst des Organismus. Aber dieses übergeordnete Prinzip, das ist verloren gegangen. Rudolf Steiner hat sich, wie ich meine sehr treffend, zu dieser Krebskrankheit geäußert, dass hier die Zelle irr-sinnig geworden ist. Sie hat keinen Sinn mehr für das Ganze und diese Zelle repräsentiert die Dominanz des Teiles über das Ganze. Das Zellprinzip dominiert zerstörend das Organprinzip. Das ist die eigentliche Situation des Krebses.

Wenn nun der Tumor eine bestimmte Größe erlangt hat, dann ist er in der Gefahr, weil er zunächst nur von außen ernährt wird, dass diese Ernährung das Innere nicht mehr erreicht. Dann ist er in der Gefahr, dass das Innere nekrotisch wird, abstirbt, erstickt und verhungert. Das ist etwas, was wie herauf schlägt ins Seelische. Dieses Erstickende, das der Tumor hat, dieses „Engwerden" im Leib, das ist sozusagen die Grundlage im Leiblichen für das Entstehen der Angst, so wie Angst immer dann auftritt, wenn uns die Luft ausgeht. Wenn jemand Asthma hat, bekommt er Angst, wenn jemand Schmerzen in der Brust hat, bekommt er Angst, wenn der Rhythmus des Herzens sich verändert und nicht mehr fein abgestimmt ist mit der Atmung, entsteht Angst. Diese Angst, die aus dem Leibe aufsteigt - es gibt natürlich noch die andere Angst, die im Seelischen unmittelbar entsteht, auf die kommen wir noch zu sprechen.

Das Isolationsphänomen, das man hier bei der Krebskrankheit an der Geschwulst entdeckt, dass nämlich die Einzelzelle in ihrer Isolation dominiert, dieses Isolationsphänomen ist also auch eine Art Lüge. Denn was ist die Lüge anderes? Ich nehme eine Teilaussage aus dem Gesamtzusammenhang, verdrehe sie vielleicht ein bisschen und gebe diesem Teil die Bedeutung, das Gewicht - das ist die Lüge. Die unwahre Aussage selber - sonst würde man ja die Lüge immer gleich entdecken - könnte ja richtig sein, aber wird sie aus dem Gesamtzusammenhang isoliert, ist sie dadurch eine Lüge, eine Sonderung, eine Absonderung. Früher nannte man so etwas deshalb Sünde.

Also das, was da in dem Tumor leiblich geschieht, als Isolation auftritt, dieses Sich-Verselbständigen, dieses Sich-Herauslösen aus dem größeren Zusammenhang, das ist das, was uns im Zusammenhang mit dem Seelischen zunächst begegnete.
Die dort auftretende Angst ist so stark - mindestens am Anfang -, daß diejenigen, die um den Kranken herum sind, diese Angst auch ernst nehmen müssen. Es ist dann nicht damit getan zu sagen: „Ach ja, das wird schon wieder!" Man kann schrittweise, nicht gleich am Anfang, entängstigen dadurch, dass man den anderen fragt: wovor fürchtest du dich? Nicht mehr: wovor hast du Angst, denn die Angst als Grundgefühl der Enge und des Bedrängtseins unserer Seele, das bis zur Verzweiflung gehen kann, ist auf ein Unbestimmtes hin entstanden. Wenn man

fragt: wovor fürchtest du dich, dann wird dieses Gefühl auf ein Objekt, ein Ereignis gerichtet. Dann kommt vielleicht heraus, dass der Betreffende sich fürchtet vor der Operation oder sich fürchtet vor der Chemotherapie, die ansteht, oder sich fürchtet vor der Bestrahlung - das wäre alles noch relativ einfach. Es kann aber auch sein, dass er sich fürchtet vor der sozialen Isolation, vor dem Verlassenwerden. Das werden Sie mehr oder weniger alle schon bemerkt haben, wenn man erfährt, dass jemand Krebs hat, vielleicht ein Kollege im Betrieb und er ist im Krankenhaus und man will ihn besuchen, dass da eine gewisse Unsicherheit entsteht. Wie soll man denn mit ihm sprechen? Kann man offen mit ihm sprechen? Kann man es nicht? Worüber spricht man überhaupt mit so einem Kranken? Das weiß jeder, das sind aber die Ursachen für die Furcht vor dem Isoliertsein. Die Umgebung ist unsicher, zieht sich zurück, und der Kranke will auch nicht über sich sprechen, kann es auch noch gar nicht und trägt dadurch weiter bei zu diesem Isoliertsein. Dann gibt es Ängste oder Fürchtungen, die damit zusammenhängen, dass man das Lebensende nahen fühlt und es entstehen daraus neue Fragen: „Wie geht es mit der Familie, mit den Kindern, dem kranken Mann oder der Frau weiter?" Aber indem man die Angst sozusagen einengt auf diese Fragen der konkreten Furcht, werden diese Fragen bearbeitbar.

Dann hängt aber mit der Furcht noch etwas anderes zusammen. Wir alle kennen den Begriff der Ehr-

furcht. Dieses Gefühl der Ehrfurcht tritt in uns auf, wenn es um die Begegnung mit etwas Höherem geht. Wer eine Konkordanz der Bibel zur Verfügung hat und anschaut, wo jeweils vorkommt: Fürchte dich nicht! - dann findet er dafür anderthalb Seiten - wir erinnern uns alle, die Weihnachtsbotschaft beginnt so: Fürchtet Euch nicht, ich verkündige Euch große Freude. Hier, wo Höherem begegnet wird, da entsteht das Gefühl der Ehrfurcht. Im Zusammenhang mit dem Krebs kann auch eine Art Ehrfurcht auftreten.
Es gibt natürlich viele Menschen, denen der Gedanke zu fremd ist, dass man seinem Engel begegnen kann. Man kann diese Begegnung ja dann auch so nennen, dass man sich selbst begegnet, aber jetzt als der höheren Instanz, die uns hin und wieder einmal im Leben bewusst wird. Ich meine nicht unser Alltags-Ich, die Instanz, mit der wir den Alltag bewältigen und wissen, „wo die Wurst billiger ist“, sondern ich meine diejenige Instanz, die um den Lebensentwurf weiß, die Instanz, an die man sich wendet, wenn man Fragen nach dem rechten Weg hat. Von dieser Instanz kommt einem schon mit dem Rückblick auf die vergangene Zeit vor der Erkrankung entgegen, was alles unterblieben ist, was aber noch nachgeholt werden kann. Diese Instanz lässt bewusst werden, ob noch Lebensziele da sind oder neue Lebensziele gewonnen werden müssen, ob man noch den Sinn sieht in seinem Leben oder ob der Sinnzusammenhang - wie für die Zelle - verloren gegangen ist. Denn darum geht es.

Ich erinnere mich, ich war noch ein junger Student, gerade im klinischen Semester, Ende der 50er Jahre, da hörte ich bei Arthur Jores in Hamburg eine Vorlesung und er stellte uns darin eine Patientin vor, die einen Dickdarmkrebs hatte. Mich hat es tief beeindruckt, wie er das gemacht hat - nicht, daß ich meine, das muß man genau so machen, vor allem die Konsequenz ziehen, die er gezogen hat -, aber dort habe ich zum ersten Mal etwas gehört davon, welche Bedeutung es hat, dass man noch einen Sinn im eigenen Leben sieht für den Fortbestand des weiteren Lebens. Dieser Frau war der Ehemann gestorben, mit dem sie 17 Jahre lang offenbar glücklich verheiratet gewesen war. Sie ging dann - weil sie in Deutschland keine Verwandten hatte - nach Südafrika zu ihrem einzigen Sohn, der vor dem Krieg ausgewandert war und eine Südafrikanerin geheiratet hatte. Als sie dort hin kam, fand sie sich total in der Fremde und so mit dem Sohn auseinander gelebt, dass sie wieder nach Hamburg zurückkehrte, wo sie vor der Reise alles verkauft hatte und nun wieder allein und auch fremd - isoliert - war. Nachdem ein Zusammenleben mit dem Sohn unmöglich war, konnte diese Frau als Witwe und abgewiesene Mutter keinen Sinn mehr sehen in ihrem Leben. Das schilderte uns Arthur Jores, von dem ich dann zum ersten Mal in einer Vorlesung den Satz gehört habe: „Wenn der Sinn des Lebens verloren geht, dann nehmen die destruktiven Kräfte im Leib überhand. Ich kann ihr den Sinn nicht zurückgeben, ich lasse sie deshalb auch nicht operieren."

Wenn man nun fragt: wie wollen wir, wie müssen wir denn therapieren? Dann haben wir immer zu bedenken, dass Krebs mehr ist als nur der Tumor. Es gibt in der konventionellen Therapie die drei Säulen - Stahl, Strahl und Chemie -, und um die vierte Säule streiten sie sich, die lieben Gelehrten. Die einen fassen als die vierte Säule die Hormone auf, und die anderen die so genannten biologischen Heilmittel, also erstrangig Mistel- und Thymuspräparate, die immunregulierend, das Immunsystem anregend und ausgleichend wirksam sind. Wie dem auch sei, es sind zunächst die klassischen drei Säulen - und das möchte ich hier mit aller Deutlichkeit sagen - wir müssen prinzipiell in der heutigen Zeit mit allen Möglichkeiten, die wir für die Krebstherapie haben, auch arbeiten. Was immer sich für eine Therapie an die Operation anschließt, wie immer die aussieht, zuerst sollte versucht werden, die Tumormasse total zu entfernen. Aber selbst wenn man das nicht kann, dann ist es sehr wichtig, gerade auch wenn man nachher über das Immunsystem medikamentös und nicht-medikamentös arbeiten will, dass die Tumormasse so klein wie nur möglich ist. Deswegen hatten wir unsere Kollegin mit ihrem Nierenkarzinom operiert, um die Tumormasse zu vermindern. Die Chirurgie hat in den letzten Jahren enorme Entwicklungen durchgemacht, wenn man heute an die mikroinvasive Technik denkt, wodurch man nach ganz kurzer Zeit das Krankenhaus wieder verlassen kann selbst bei Krebsoperationen, wenn der Tumor noch ein entsprechend kleineres Ausmaß hat.

Oder denken Sie, wie vor 20 Jahren noch bei Mammakarzinom manche Chirurgen ihren ganzen Ehrgeiz dareinlegten, so radikal wie möglich, d. h. verstümmelnd zu operieren, und heute der Ehrgeiz eher in die andere Richtung geht, mit einem kleinstmöglichen Schnitt die kleinstmögliche Menge Gewebe, z. B. beim Mammakarzinom, zu entfernen - allerdings mit anschließender Bestrahlung. Da hat sich vieles getan, da hat sich vieles zum Guten entwickelt.

Die Chemotherapie ist besonders dann angezeigt, wenn es sich um einen Tumor handelt, bei dem die Zellen sich sehr rasch teilen, und das tun sie z. B. bei all den Tumoren, die von den Keimdrüsen ausgehen, wie z. B. die Hodentumore. Es gibt auch bestimmte Tumore bei der Frau, die sind mit Chemotherapie heilbar! Und natürlich kennen wir alle - und wenn man in der Klinik tätig ist, ist das etwas, was zum täglichen Erleben gehört - wir kennen alle die Schwierigkeiten, die mit der Chemotherapie zusammenhängen. Es gibt viele Patienten, die sie gut vertragen, es gibt viele, die sie nicht gut vertragen. Ob sie gut vertragen wird, weiß man nie von vornherein. Man kann sich jedenfalls nicht generell und absolut gegen diese Chemotherapie stellen, wenn sie sinnvoll angewendet wird.

Ich erinnere mich an eine junge Patientin mit akuter Leukämie, die natürlich dafür Chemotherapie bekam, die mir einmal sagte: Ich habe früher immer Probleme mit meinem Willen gehabt, das heißt, es fiel mir immer schwer, das zu tun, was ich mir vorgenommen hatte. Aber seitdem ich die Chemotherapie gehabt habe, ist das für mich kein Problem mehr, ich habe meinen Willen dadurch in die Hand bekommen. Also auch das gibt es und insofern ist ein Pauschalurteil und insbesondere als Vorurteil fehl am Platz. Die Bestrahlung muss man auch nur dann einsetzen, wenn sie wirklich angezeigt, d. h. wirksam ist. Sie ist nicht überall angezeigt, wo sie angewendet wird, das muß ich leider sagen. Man muss immer denken, eine chirurgische Narbe ist in drei Wochen heil, eine Bestrahlungsnarbe in drei Jahren. Das heißt, es ist nicht gleichgültig, welches Gewebe man bestrahlt, weil die Narbenbildung über drei Jahre fortschreitet und dann kann es zu Verengungen kommen, die organabhängig sehr störend sein können, je nachdem, wo die „Strahlen-Narben", die eben drei Jahre schrumpften, lokalisiert sind.

Schließlich gibt es heute noch die relativ gut verträgliche Hormontherapie bei hormonempfindlichen Tumoren und - immer häufiger verwendet - die immunmodulierenden Therapien, zum Beispiel die Misteltherapie. Ich will das nur kurz andeuten. Die Wissenschaft hat sich ja in den letzten Jahren auch der Mistel bemächtigt. Es kommt von schulmedizinischer Seite im Moment eine Arbeit nach der anderen über sie heraus. Auch die Firma Madaus strengt sich an, ein neues Mistelpräparat auf den Markt zu bringen. Im Moment ist es noch ein „Mistelpräparat“, aber in Kürze oder in mittelfristiger Zeit soll es ein „Lektinpräparat“ sein, das gentechnologisch hergestellt ist, weil man unabhängig sein will von den natürlichen Schwankungen in der Natur, die die Standardisierung so schwierig machen. Die Wissenschaft hat die Mistel entdeckt, warum? Sie hat dadurch Mut fassen können an der Seriosität dieser Pflanze, weil sie Inhaltsstoffe hat, mit denen man biochemisch geschult glaubt, etwas anfangen zu können. Und das Besondere an diesem, verzeihen Sie den Ausdruck, an diesem Gottesgeschenk Mistel ist, dass sie einerseits das Immunsystem des Kranken stärkt und andererseits die Krebsgeschwulst schwächt. Denn sie enthält Stoffe, die zytostatisch wirken so wie die Chemotherapie, und solche, die die Abwehr stärken. Die Chemotherapie ist nur wirksam um den Preis der Schädigung des Immunsystems. Weil das Immunsystem sich aber schrittweise wieder erholen kann, deshalb kann man bei entsprechenden Tumoren und damit bei guter Wirksamkeit der Chemotherapie diese Schädigung unter Umständen in Kauf nehmen. Bei der Mistel hat man ein Modell der Natur, das man artifiziell noch nicht hat nachahmen können: dass man das Prinzip der Anregung des Immunsystems und das Prinzip der Tumor-Zellschädigung in einem hat. Wenn der Krebs als Tumor sich hineinfrisst in das Organ und dann später in den Organismus, zerstört er dabei die „Raumgestalt“, d. h. er deformiert zunehmend das Organ, in dem er wächst. Mikroskopisch betrachtet zeigt sich, dass diese Zellteilung nicht rhythmisch, z. B. tagesrhythmisch, zeitgerecht stattfindet. Also auch die Zeitgestalt, das ordnende Zeitmaß ist zerstört bei einem Krebs.

Nun haben wir es bei der Mistel mit einer Pflanze zu tun, die ganz ausgeprägt eine eigene Raumgestalt bildet, nämlich die Kugel. Jedes Kind erkennt sie auf einem Baum. Wohl wächst sie in den ersten vier Jahren auch als Bäumchen, aufrecht wie jede Pflanze zwischen Erde und Himmel, aber dann nach vier Jahren, wenn sie zum ersten Mal anfängt zu blühen, wenn der Blühimpuls einsetzt, dann bewegen sich die Äste der Mistel wie schwingend durcheinander. Es entsteht so während 28 Tagen, nach einem Monat, die Kugel. Jetzt ist der Mistelbusch reif. Also, wenn der Krebs allmählich die Raumgestalt des Kranken, die Körpergestalt zerstört und wenn er eine eigene chaotische Zeitvorgabe hat - mal ruhen die Zellen, mal teilen sie sich ganz schnell, dann ruhen sie wieder, dann fangen bestimmte Teile an, schnell zu wachsen, ohne übergeordnetes Prinzip - dann schauen wir auf die Mistel: sie hat ihren eigenen „Zeitenleib", ihre eigene Zeitgestalt, sie blüht und fruchtet um die Weihnachtszeit, und sie wächst im Sommer. Eigene Raumgestalt, eigene Zeitgestalt. Diese Mistel, sie ist die Pflanze, die das, was die zerstörerisch und chaotisch wachsende Krebsgeschwulst im Organismus anrichtet, wieder in Ordnung bringen kann. Biochemisch spricht man heute von Lektinen und von Viskotoxinen und von anderen chemisch definierten Stoffen, die im menschlichen Organismus Botenstoffe freisetzen, die dann auf die Zellen des Immunsystems wirken, so dass Killerzellen die Tumorzellen töten und so weiter. Das haben moderne Wissenschaftler erforscht, und seitdem gehen sie damit um. Die Mistel aber ist noch mehr als die Summe der bekannten Wirksubstanzen.

Ich möchte noch einen Aspekt unseres Themas ansprechen. Das Johannesevangelium hält im 5. Kapitel sozusagen das Urbeispiel für unsere Fragestellung parat. Ich meine die Heilung des Lahmen am Teich Bethesda. Wir können da nachlesen, dass es die Blinden sind, die Lahmen und die Krüppel, die sich dort einfinden und dass Angehörige da sind, die sie hinein tragen in das Wasser, denn am Anfang, einmal, wellt das Wasser auf und solange dieses Wasser aufwellt, ist es heilend. Der Christus kommt dahin und stellt an einen, der auf der Bahre liegt, die Urfrage: „Willst du gesund werden?“ Spontan möchte man meinen: ja, will denn nicht jeder Kranke gesund werden? Mehr in die Tiefe fragend und blickend, wissen wir alle, dass das nicht immer der Fall ist, dass das ein Schritt ist besonderer Art, dass man wirklich gesund werden will. Und auf diese Frage: willst du gesund werden?, kommt die Antwort, typisch auch für unsere Zeit: „Herr, ich habe niemanden, der mich in das Wasser trägt.“ Die Heilung wird von außen erwartet, die anderen sind schuld, dass sie bei mir nicht eintreten kann. Die Antwort des Christus ist: „Nimm dein Bett und wandle! Stehe auf und wandle!“ Jetzt wird aus dem, der zunächst nur lag, einer, der aufrecht steht und geht. Einer, der wieder eine Stellung einnimmt im Leben und der sein Lager auf die Schulter nimmt als Bild dafür, dass er gewillt ist, die Pflichten des Lebens, des Alltags wieder zu übernehmen. Und dann kommt, Sie alle kennen das, noch sozusagen die nächste und die letzte, die höchste Stufe, dass sich die beiden, der Christus und der Geheilte, im Tempel wiedertreffen, wo der ehemals Lahme dann gesagt bekommt: „Sündige hinfort nicht mehr!“ Also dieses Sich-Isolieren, Sich-Absondern, das soll derjenige, der sein Leben, seine Krankheit wieder selbst in die Hand nimmt, zukünftig vermeiden.

Gestatten Sie mir hier bitte einen kurzen Ausflug in unseren Alltag. Wir sind hier für diesen Vortrag eingeladen unter anderem von der AOK Esslingen. Sie haben über Jahre, jetzt aber aktuell wieder gehört über die Medien, was die neue, die dritte Gesundheitsreform beinhaltet: dass die Kosten so explodieren, so dass sie niemand mehr im Griff hat. Das hat auch damit zu tun, dass wir angehalten sind die Heilung immer nur von außen zu erwarten. Das hängt wiederum zusammen mit der Auffassung, die uns aus der naturwissenschaftlichen Sicht schon in der Schule vermittelt wird: alle kränkenden Einflüsse kommen von außen. Deswegen sucht man ja z. B. nach den tumorauslösenden Faktoren, deswegen entfernt man ja für Millionen und Milliarden den Asbest wieder, deswegen vermeidet man das Rauchen, deswegen ist es so mit all den einzelnen, isolierten Stoffen. Niemand fragt aber unterm Strich: wie viele haben denn tatsächlich in der Bevölkerungsgruppe, die den Stoffen ausgesetzt sind, Krebs bekommen? Dies ist alles Theorie - fast alles. Niemand fragt auch, warum bleiben 88 % der Kettenraucher gesund? Was sind die Bedingungen, um gesund zu bleiben?

Wenn die Krankheit nur von außen kommt, wenn ich selber mit der Entstehung meiner Krankheit eigentlich nichts zu tun habe, dann ist es logisch und konsequent, dass ich die Heilung auch allein von außen verlange. Und das ist nicht mehr zu finanzieren. Und insofern stehen wir an einem Wendepunkt, wir befinden uns alle in einer Krise, was das Gesundheitssystem anbelangt, und wir alle müssen feststellen, dass es so, wie es war, nie mehr werden wird. Und dass für uns alle gilt, Vergangenes so zu verwandeln, dass Neues daraus wird. Wir haben nicht nur ein Unwetter durchzustehen, um ein Wort von Teilhard de Chardin zu benutzen, sondern das Klima hat sich geändert.
Wir haben besprochen: für denjenigen, der die Diagnose Krebs für sich anwenden muss, hat sich auch das Lebensklima geändert. Er fragt deshalb möglichst nach dem, was wesentlich ist. Deshalb kann auch der eine oder andere Krebskranke sagen: Ich möchte die

Krankheit nicht mehr missen, weil er ein anderer durch sie geworden ist und jetzt entdeckt, wie sich seine Beziehungen zu den verschiedenen Menschen geändert haben. Da gibt es Menschen, die bedeuten ihm plötzlich sehr viel, die haben Antworten auf die Fragen, die er jetzt hat. Und manch einer, mit dem er früher so gern zusammen war, der zieht sich eher zurück, vielleicht auch, weil er auch die aktuellen, wesentlichen Fragen keine rechte Antwort weiß. Ich habe vorhin im Zusammenhang mit der Ehrfurcht gesagt, dass man sich in bestimmten Augenblicken selbst in seiner höheren Ich-Instanz begegnen kann. Wenn das geschieht, dann ist es gerade so, als hätte dieser Schicksalsschlag dem Leben die Chance zu einer Wende gegeben. Schicksal aber beinhaltet immer auch Menschenbegegnung. Da kommen Begegnungen zustande, die hilfreich sind, ja, die heilsam sein können. Wenn die zustandekommen, dann wird die Angst weniger. Aus dem Umgebensein von Lüge kann ein Bedürfnis nach Wahrheit, nach Eindeutigkeit, nach Entschiedenheit entstehen. Man erlebt dann an dem Bösen, das man mit dieser Krankheit zunächst so krass vor sich hatte, dass doch etwas Wahres dran ist, wenn der Mephisto im „Faust" sagt: Ich bin ein Teil von jener Kraft, die Böses will und Gutes schafft. Aber - und das ist das Entscheidende - das muss der einzelne selbst tun. Nimm dein Bett und wandle! Nimm deine Aufgabe ernst. Der Betroffene, der am Anfang dem Ganzen ausgeliefert ist, der in einem System ist - gestern wurde die Diagnose ge-

stellt, morgen soll er operiert werden, weiß zunächst noch gar nicht, wie er sich orientieren soll -, ihm kann ich nur mit Überzeugung sagen: Lassen Sie sich das nicht bieten! Der Tumor ist sowieso Wochen, Monate, Jahre alt. Es kommt überhaupt nicht darauf an, dass der morgen oder übermorgen operiert wird. Das hat Zeit. So viel Zeit, bis die innere Orientierung wieder da ist, denn auf die kommt es an, um wieder Herr der Lage zu werden. Dann können wieder neuer Lebensmut entstehen und neue Ziele. Wenn der Kranke entdeckt, dass er mit seinem ganzen Gedankenleben wieder regsamer geworden ist an den Widersprüchen, die ihm entgegengekommen sind, dass er da klärend eingegriffen hat, ist er auf gutem Wege. Er erlebt dann vielleicht auch, wenn Menschen um ihn herum sind, die ihn verstehen und die ihm jetzt weiterhelfen in dieser Situation, dass es in seinem Leben weiter vorwärts geht und dass sein Wille immer stärker wird, indem er die Widerstände, die zunächst da sind, nacheinander überwindet.
Ich möchte das aber jetzt nicht hier so darstellen, als würde ich in der Krebskrankheit nur etwas Positives für uns Menschen sehen. Wohl sehe ich viel Positives als Möglichkeit darin, aber auch eben das Leid und den Schmerz, die Verzweiflung und die Not, die damit verbunden sind für jeden einzelnen Menschen. Auch wenn der Betroffene als Patient nicht Heilung im äußeren Sinne finden kann, so kann er doch, wenn er durch die Krankheit wieder zu sich selbst findet, wenn die Lebensleerheit vergeht, wenn die

Selbstentfremdung aufhört, wenn sogar wieder eine Selbstentdeckung stattfindet, dann kann so jemand, selbst wenn er jung ist, zu einem sagen im Anblick des Todes: Sie können bei mir ruhig von Heilung sprechen.

Wir haben einen Achtundzwanzigjährigen bei uns in der Klinik gehabt, den haben wir von einer Universitätsklinik, nicht aus der Nachbarschaft, sondern aus einem anderen Bundesland bekommen, weil die Schwestern es nicht mehr aushielten, dass er dort nur noch zur Schmerzbehandlung war. Er hatte ein Sarkom, ein metastasierendes Sarkom und man hat ihm dann das Bein hoch amputiert. Aber diese Amputation hat nicht verhindern können, dass die Metastasierung weiter in den Körper ging und dabei auch in die Wirbelsäule. Er hatte furchtbare Schmerzen und brauchte viel Morphium. Nachdem ihm das Bein amputiert war, bekam einen sogenannten Phantomschmerz und ein Phantomgefühl. Das heißt, er hatte das Gefühl, als würde das amputierte Beim sich umgeschlagen haben und oben schmerzend unter seinem Körper liegen. Das war sehr schrecklich für ihn. Wir haben ihn dann in der Klinik Heileurythmie machen lassen, eine bestimmte Bewegungsübung, bei der es darauf ankommt, im Zusammenhang mit dem Vokal „U“ die Arme und Beine parallel zueinander auszurichten. Als er das im Bett machte, da streckte sich sein Phantom und er hatte das Gefühl, wieder zwei Beine nebeneinander unter der Bettdecke liegen zu haben. Es war unbeschreiblich, wie glücklich dieser Mensch war dadurch, dass er das erleben konnte. Dann hat er angefangen zu malen, eigentlich zum ersten Mal in seinem Leben hat er mit Wasserfarben gemalt. Er hat mit Rot gemalt, eine rote Fläche, als er wegschaut von dieser Fläche, sieht er plötzlich Grün, die Komplementärfarbe aus den beiden anderen Grundfarben Blau und Gelb. Zum ersten Mal in seinem Leben sieht er eine Komplementärfarbe. Etwas, was er selbst hervorgebracht hat. Das hat ihn derart begeistert. Uns hat begeistert, dass ihn das so begeisterte, wir haben uns mit ihm gefreut. Da hat ein junger Mensch in den letzten Wochen vor seinem Tod Entdeckungen gemacht, die ihm ganz wesentlich waren für sein Leben. Er brauchte unter der Misteltherapie immer weniger und immer weniger Morphium, so dass er dann auch wirklich wieder wach war und am Leben teilnahm. Schwestern und Pfleger lud er zum Abendessen ein, weil er mit ihnen so viel zu besprechen hatte.

Wenn der Betroffene seine Therapien wirklich will, also eine oder zwei von diesen Therapien, die den Leib zunächst betreffen - Operation, Chemotherapie, Bestrahlung, Hormone, Immunmodulation -, dann kann man zu diesen Therapien noch die Kunst hinzufügen. Künstlerische Therapie wie Plastizieren, das die Formkräfte wieder anregt in einem Leib, der zur Deformation neigt, oder Malen, das die Seele durch die Farbigkeit anregt da, wo sie dunkel, grau, starr geworden ist, da kommt die Seele wieder in Fluss, in

Atem, da tritt wieder Farbe auf. So kann es eben sein, dass bei manchen Menschen - und mit diesem Gedanken von LeShan, dem amerikanischen Psychotherapeuten, der das sehr gute Buch „Psychotherapie gegen den Krebs“ geschrieben hat, will ich schließen. Er hat diese Aussage gemacht: Krebs führt wohl oft zum Tode, aber es scheint so zu sein, dass diese Krankheit für manche Menschen neue Farbigkeit in das Leben bringt und neues Leben entzünden kann. Und dass dieses möglich ist, das kann einem zur Erfahrung werden, Erfahrung werden dadurch, dass Menschen an der Front die Last des Kampfes und der Auseinandersetzung auf sich nehmen, dass sie es als Vorbilder vormachen, wie man damit umgehen kann, so dass man als Weggenosse, der man als Arzt ist, es weitergeben kann für die, die es brauchen.

*Prof. Dr. med. Volker Fintelmann*

# Kann ich der Krebskrankheit vorbeugen?

*In vielen Menschen lebt heute die Angst, an Krebs zu erkranken. Erst das Wissen um gewisse Entstehungsbedingungen der Krebskrankheit macht handlungsfähig im Sinne prophylaktischer Maßnahmen.*
*Im nachfolgenden Beitrag werden einige grundsätzliche Möglichkeiten aufgezeigt, durch bewusste Lebensführung dem Krebsrisiko aktiv entgegen zu wirken.*

Die Krebskrankheit wird heute wohl als die bedrängendste Erkrankung von den Menschen erlebt. Mit ihrer Diagnose verbindet sich immer die Frage nach Sterben und Tod. Keine zweite Krankheit, mit Ausnahme vielleicht der AIDS-Krankheit, macht uns Menschen so deutlich bewusst, dass wir endlich, sterblich sind. Vielleicht begründet diese Tatsache das merkwürdige Phänomen, dass wiederum keine andere Krankheit so sehr mit dem Symptom Angst belastet ist. Wie ein Damoklesschwert hängt die Gewissheit über jedem Menschen, dass diese Krankheit auch ihn ereilen kann, ist sie doch bereits die zweithäufigste Todesursache in den Ländern der westlichen Welt, und es muss damit gerechnet werden, dass jeder dritte Mensch an ihr erkrankt. Obwohl die moderne Krebsforschung längst erkannt hat, dass vor Ausbruch der Leib zerstörenden Geschwulstbildung ein langes, Jahre bis Jahrzehnte umfassendes Latenzstadium dieser Krankheit existiert, welches als Prätumorstadium charakterisiert wird, warten Mensch und Medizin gemeinsam auf das Spätstadium der Geschwulstbildung, das dann immer schon den Geruch der Unheilbarkeit in sich trägt. Auch werden die Ursachen der Krebskrankheit nach wie vor von außen kommend gesehen. Die Vielfalt der karzinogenen Stoffe und Strahlen ist kaum noch zu überblicken, die apokalyptische Vision einer Krebs erregen- den Umwelt wird täglich in den Medien gelehrt. Als innere Bedingung wird lediglich die genetische Präformation (Onkogene) akzeptiert, wobei wiederum der betroffene Mensch dieses Schicksal stumm erleidet, stammt sein genetischer Code doch nicht von ihm selbst!

Zwei Grundfragen entstehen also aus dieser Betrachtung: Hat die Krebskrankheit wirklich nichts mit mir selbst zu tun, und gibt es keine Möglichkeit, ihr aktiv entgegen zu wirken, ihr vorzubeugen?

Das alte Arztwort, Vorbeugen ist besser als Heilen, trifft wohl auf wenige Krankheiten so zu wie auf die Krebskrankheit. Aus der Anschauung der modernen Medizin allerdings müsste die Vorbeugung darin geschehen, dass einerseits der Mensch einen völlig neuen genetischen Code bekäme, andererseits die gesamte Umwelt von allen Krebs erregenden Stoffen oder von Radioaktivität gereinigt würde. Folgt man großen nordamerikanischen Statistiken, die für die Entstehung der Krebskrankheit zu je 40 das Tabakrauchen und die Ernährung als Ursache ausweisen, könnte beispielsweise die Krankheitshäufigkeit dramatisch gesenkt werden, wenn die Menschen überhaupt nicht mehr rauchen würden und nichts mehr äßen! Das sind aber alles utopische Vorstellungen. Müssen wir deshalb die Vorbeugungsidee aufgeben, oder bringt uns eine andere, umfassendere Erkenntnis des Krankheitswesens Krebs auf solche Zusammenhänge, durch die die Vorbeugung in die Hand jedes einzelnen Menschen gelegt und seine ganz persönliche Aufgabe wird?
Wird die moderne naturwissenschaftliche Medizin

durch das Menschen- und Weltbild der Anthroposophie ergänzt, gelangen wir zu einem ganz neuen Krankheitsverständnis und damit auch zu neuen Möglichkeiten, diese Krankheit vorbeugend oder therapeutisch zu überwinden. Die reale Leib-Seele-Verbindung, das ständige Wechselspiel leiblicher und seelischer Bedingungen und Gesetzmäßigkeiten, die Reflexion dieser Vorgänge in den menschlichen Geist, unser Ich, schaffen die Voraussetzungen, das leiblich-seelische Geschehen der Krebskrankheit tiefer zu verstehen, als es bei bloß wissenschaftlicher Betrachtung möglich ist.

Grundsätzlich schwingt die menschliche Seele mit ihren beiden Flügeln ständig vermittelnd zwischen Geist (Ich) und Leib. Der eine Flügel wendet sich dem Leib zu, was sich am stärksten in der Einatmung auslebt, der andere Flügel schwingt sich auf zum Geist, was in der Ausatmung erlebbar ist. Diese Dualität trägt das ganze menschliche Seelenleben. Dabei ist Atmung nicht nur Luftatmung der Lunge, sondern auch alle Ein- und Ausscheidung, Spannung und Loslassen, Wachen und Schlafen.

In der Krebskrankheit nun tritt das Phänomen auf, das sich die Leib zugewandte Seele zu intensiv bis in die einzelnen Organe hinein mit dem Leib verbindet, sich an dessen Eigenheiten verliert und in einer solchen überstarken Einatmungsbewegung zu ersticken droht. Das ist ein anderer Aspekt der der Krebskrankheit so immanenten Angst! Die Realität des Leibes wird zunehmend auch von der Seele als ihre

Realität erlebt, die Sterblichkeit des Leibes droht auch die Seele zu ergreifen. Als eine Gegenbewegung verkümmert der zweite Seelenflügel und verliert seine ihn nährende Korrespondenz mit dem Geist. Überwindung oder Vorbeugung der Krebskrankheit muss also zentral darin bestehen, die sich zu stark an den Leib bindende Seele aus diesem zu befreien, und die gegenüber dem Geiste verkümmerte Seele wieder durch Spiritualität zu kräftigen. Wie kann das konkret geschehen? Die Kräfte der Seele, die das Geistige in den Leib so integrieren, dass dieser ständig seine persönlich-individuelle Geprägtheit erhält, nennen wir die Immunität. Der alte Begriff der Abwehrkräfte wurde verwandelt in ein Immunsystem, das dem menschlichen Leib diese Immunität vermittelt. Jeder Mensch hat sein ganz eigenes Immunsystem, das unverwechselbar mit jedem anderen menschlichen Immunsystem auf der ganzen Welt ist. Sein Gesetz lautet: "Selbst erkennt alles Nicht-Selbst?" Jede Fremdwirkung, jedes sich fremd bildende Organ, jede fremde Zelle, ob Virus, Bakterium oder Krebszelle, wird von dem Selbst im Immunsystem erkannt und sofort bearbeitet, insofern das Fremde entweder verdaut und ausgeschieden oder in Eigenes verwandelt wird. Wir dürfen heute von der gesicherten Erkenntnis ausgehen, dass in jedem erwachsenen menschlichen Leib Krebszellen entstehen, die durch das gesunde, richtig funktionierende Immunsystem als solche erkannt und sofort eliminiert werden. Dass überhaupt eine Krebsbildung im Leibe entstehen kann, setzt also einen Defekt im Immunsystem voraus. Interessanterweise muss dieser als Wahrnehmungsdefekt bezeichnet werden. Will man der Krebskrankheit also Vorbeugen, ist ein gesundes, auf jedes Geschehen im Leibe adäquat reagierendes Immunsystem die leiblich-seelische Voraussetzung. Was stärkt und was schwächt nun unser Immunsystem, welche Kräfte muss ich anregen, welche Schädigungen meiden?

Die Seele agiert im Leibe immer vermittels der Wärme. Alles, was den Leib von innen wärmt, stärkt seine Abwehrkräfte. So ist eines der stärksten Mittel, die Abwehrkräfte zu aktivieren, das Fieber. Die lange gepflegte Idee, Fieber als Krankheitssymptom zu verstehen und zu bekämpfen, muss endlich überwunden werden. Fieber charakterisiert die verstärkte Immunantwort auf ein fremdes Agens, sei es stofflicher oder seelischer Art. Letzteres kennen wir beispielsweise im Lampenfieber. Den Leib richtig zu wärmen geschieht vor allem durch Bewegung. Und damit ist nicht nur die äußere leibliche Bewegung gemeint, sondern auch die innere der richtigen Organtätigkeiten. Magen und Darm wollen durch die richtige Ernährung mehrmals täglich kräftig bewegt sein. Die Atmung bewegt die Lungen, das Blut das Herz. Atme ich nicht richtig, wird das Organ Lunge durch mangelnde Bewegung gekränkt. Lasse ich mein Blut durch ständige Emotionen heftig wallen, wird das Bedürfnis der gleichmäßigen, rhythmischen Bewegung des Herzens zur Arrhythmie. Und tausend-

fach ließen sich diese Beispiele bis in kleinste Bereiche z.B. des inneren Zellstoffwechsels der Leberzelle verfolgen, wo das strömende Leben durchmischt von der Bewegung der Seele wird, wo Gesundheit und Krankheit durch das je richtige oder falsche Maß bedingt ist. Wärme und Bewegung sind also Schlüsselworte, um ein Verständnis zu entwickeln, wie einer Krebskrankheit vorgebeugt werden kann. Nun verstehen wir auch, warum beispielsweise Tabak- und Alkoholkonsum Krebs fördernd sind, sind beide doch große Wärmeräuber, kälten den Leib und mit ihm die leibzugewandte Seele. Das gleiche gilt im übrigen auch für viele moderne Arzneimittel, die entweder stark die Seele an den Leib binden (Cortison) oder den Leib mit der in ihm lebenden Seele kälten (Antibiotika, Antipyretika, Analgetika).
Auch seelische Schocks, Kümmernisse des Lebens, die nicht richtig verarbeitet ("verdaut") werden, kränken, d.h. kälten die Seele und binden sie stärker an den Leib. Am stärksten aber sind der äußere wie innere Bewegungsmangel und die moderne Ernährung des Fast-food als Krebs fördernd zu bezeichnen. Weder der Leistungssport noch das Joggen können Bewegung bilden, die immunstärkend ist. Eine solche Bewegung muss immer von Freude, ja Begeisterung durchdrungen sein und darf nie zwanghaft werden. Sie muss Rhythmus in sich tragen und das richtige Maß einer gesunden Verbindung von Leib und Seele vermitteln. Insofern kann die neue Bewegungskunst, die Rudolf Steiner für unsere Zeit inaugurierte, die

Eurhytmie als eine solche gesunde Bewegung erlebt werden. Jede gesunde, immun stärkende Ernährung wiederum muss innerlich befeuernd wirken, muss den Organismus in seiner Verdauungstätigkeit und im Aufbau seiner eigenen leiblichen Baustoffe zur Aktivität anregen. Er muss in der Nahrung der Qualität von Stoffen begegnen und im trainierenden Überwinden der fremden Stoffe ständig neu an eigener Kraft gewinnen. Das begründet die heute leider schon zum Schlagwort gewordene Idee einer Vollwertkost. Doch hat die Idee einer Vorbeugung der Krebskrankheit neben dem leiblich-seelischen noch einen seelisch-geistigen Aspekt. Verkümmert doch, wie wir sahen, letztere Bindung durch die Betonung der Zuwendung der Seele zum Leib in der Krebskrankheit. Das, was hier neu errungen werden muss, um der Krebsbildung entgegen zu treten, lässt sich am besten mit dem Wort Spiritualität aussprechen. Die Seele muss sich so dem Geistigen im Menschen und in der Welt öffnen, dass es die Seele und dann auch den Leib gesundend und immer neu gesundend durchdringen kann. Denn es gehört zu den zentralen Aussagen der Anthroposophie, dass das Geistige im Menschen und in der Welt urgesund ist und nie von Krankheit ergriffen werden kann. Die wirkliche Gesundheit, das muss eine moderne Menschheit neu entdecken, stammt immer aus dem Geistigen selbst. Für die Seele bedeutet dieses, in den drei großen Lebensgebieten von Wissenschaft, Kunst und Religion das Geistige in dem sinnlich Erfahrbaren (Materie) zu

entdecken. Denn es ist dem modernen Menschen, der vom Gehirndenken und der damit verbundenen Intellektualität geprägt ist, nicht mehr spontan gegeben, das überall in der Welt und auch in den Menschen wirkende Geistige wahrzunehmen. Er muss sich dazu neu schulen. Im Bereich der Wissenschaft lebt das Erkennen, und die wichtigste persönliche Erkenntnis mündet in der Frage: Wer bin Ich"? Selbst-Erkenntnis, Erkenntnis, dass der Mensch ein Selbst ist und dieses Seele und Leib durchdringt, ist ein zentrales Thema unserer Zeit. Deshalb wird auch so häufig von der Notwendigkeit einer Selbstverwirklichung gesprochen.
In sich zu entdecken, wer man als Ich-Persönlichkeit ist, wozu man in dieser Welt lebt, ist eine unmittelbar der Krebsbildung entgegenwirkende Tat. Das gilt aber auch für alle auf die Welt gerichteten Erkenntnisse, insofern man nicht an den äußeren Oberflächen sinnlich erfahrbarer Stoffeswelt hängen bleibt, sondern das "Ding an sich", das Wesen der Welt aus ihrer geistigen Wurzel heraus erfährt. Es ist ein zentrales Anliegen der Anthroposophie, das Geistige im Menschen mit dem Geistigen im Weltall wieder zu verbinden.
In der Kunst lebt der kreative Mensch, die Kunst offenbart das Geistige in einer sinnlichen Gestalt. Hier wird der ästhetische Mensch gefördert, der wiederum ein Wechselspiel zum Immunsystem erkennen lässt, ist doch die Wahrnehmung der Schönheit des Organismus, jedes einzelnen Organs bis in die Zelle hinein eine wichtige Voraussetzung, diesen Leib gesund zu

gestalten. Jede davon abweichende Hässlichkeit, beispielsweise also auch eine "entartete Zelle" wird aus diesem Schönheitssinn als Nicht-Selbst erkannt und überwunden. Der kreative Mensch lebt aber vor allem in der Atmung, das rhythmische Maß von gesunder Ein- und Ausatmung prägend.

Am schwierigsten ist letzten Endes für den heutigen Menschen das Lebensfeld der Religion, haben es doch die Konfessionen geschafft, wirkliches religiöses Erleben in den Menschen immer mehr zum Verstummen zubringen. So wird jeder Mensch heute seinen Weg finden müssen, wie er das Göttliche in der Welt, das Schöpfungsprinzip, den All-Geist für sich wieder entdecken will und seine ganz persönliche Beziehung zu ihm schafft. Die Urformen hierfür sind das Gebet und die Meditation. Beide werden missverstanden, wenn der Betende oder Meditierende für sich etwas gewinnen oder erbitten will. Beide haben zunächst einen ganz objektiven Charakter, und so wird im Anfang des Urgebets der Menschen, dem Vaterunser auch die Anerkenntnis ausgesprochen, dass ein göttlicher Wille in uns wirksam ist. Die ganz persönliche Beziehung zu einer geistigen Weltrealität ist moderne Religion. Hier muss absolute Freiheit walten.

Haben wir mit der Frage begonnen, kann ich der Krebskrankheit vorbeugen, so kann jetzt die Antwort eindeutig lauten: Ja! Ich muss nur die Bedingungen immer genauer kennen, aus denen sich die Krebskrankheit in mir einnisten kann, um solchen Bedingungen immer deutlicher entgegen zu wirken. Die hier angesprochenen Möglichkeiten sind in der Wirklichkeit unendlich vielfältiger, durch Phantasie und individuell-persönliche Entschlüsse verwandelbar, und wirken dennoch alle in die gleiche Richtung mit dem gleichen Ziel. Den Weg oder die Wege zu diesem Ziel muss jeder für sich finden, auch wenn ihm der Rat eines anderen, im Wege finden schon Erfahreneren, hilfreich sein wird. So möge ein Spruchwort von Christian Morgenstern diese kleine Betrachtung abschließen:

Wer vom Ziel nicht weiß,
kann den Weg nicht haben,
wird im selben Kreis
all sein Leben traben;
kommt am Ende hin,
wo er hergerückt,
hat der Menge Sinn
nur noch mehr zerstückt.

Denn zu fragen ist
nach den stillen Dingen
und zu wagen ist,
will man Licht erringen;
wer nicht suchen kann,
wie nur je ein Freier,
bleibt im Trugesbann
siebenfacher Schleier.

Wer vom Ziel nichts kennt,
kann's doch heut erfahren;
wenn es ihn nur brennt
nach dem Göttlich-Wahren;
wenn in Eitelkeit
er nicht ganz versunken
und vom Wein der Zeit
nicht bis oben trunken.

Von **Michaela Glöckler** sind außerdem bei Gesundheitspflege initiativ in der Reihe »Biographie & Bewusstsein« erschienen:

- **Lebenskrisen als Zukunftschancen**
  Band 1, 5. Auflage, Esslingen 2005

- **Die Biographie des Menschen und ihre geistigen Gesetze**
  Band 4, 2. Auflage, Esslingen 1998

- **Vom Wirken der Engel im menschlichen Leben**
  Band 7, 3. Auflage, Esslingen 2001

- **Krankheit und Schicksal**
  Band 11, Esslingen 1997

- **Leben vor der Geburt**
  Band 15, Esslingen 1998

- **Leben nach dem Tod**
  Band 16, Esslingen 1998

- **Die Kulturaufgabe des alten Menschen**
  Band 20, Esslingen 1998

- **Die Liebe als Verwandlungskraft**
  Band 22, Esslingen 1999

- **Wahrheit und Lebenskraft**
  Band 26, Esslingen 2001

- **Wie erkenne ich meinen Engel?**
  Band 20, Esslingen 2005

Von **Volker Fintelmann** sind außerdem erschienen:

- **Von der Kunst alt zu werden**
  Band 2 Reihe »Biographie & Bewusstsein«, 4. Aufl., Essl. 2002

- **Schmerz und Bewusstsein**
  Band 14 aus der Reihe »Krankheit & Gesundheit«, Essl. 2003